MANUEL PRATIQUE
DE VACCINE.

L'auteur a fait tirer un certain nombre d'exemplaires de ses dessins pour être coloriés et réunis au texte, selon que l'on en fera la demande.

Le prix de chaque exemplaire colorié sera de six francs.

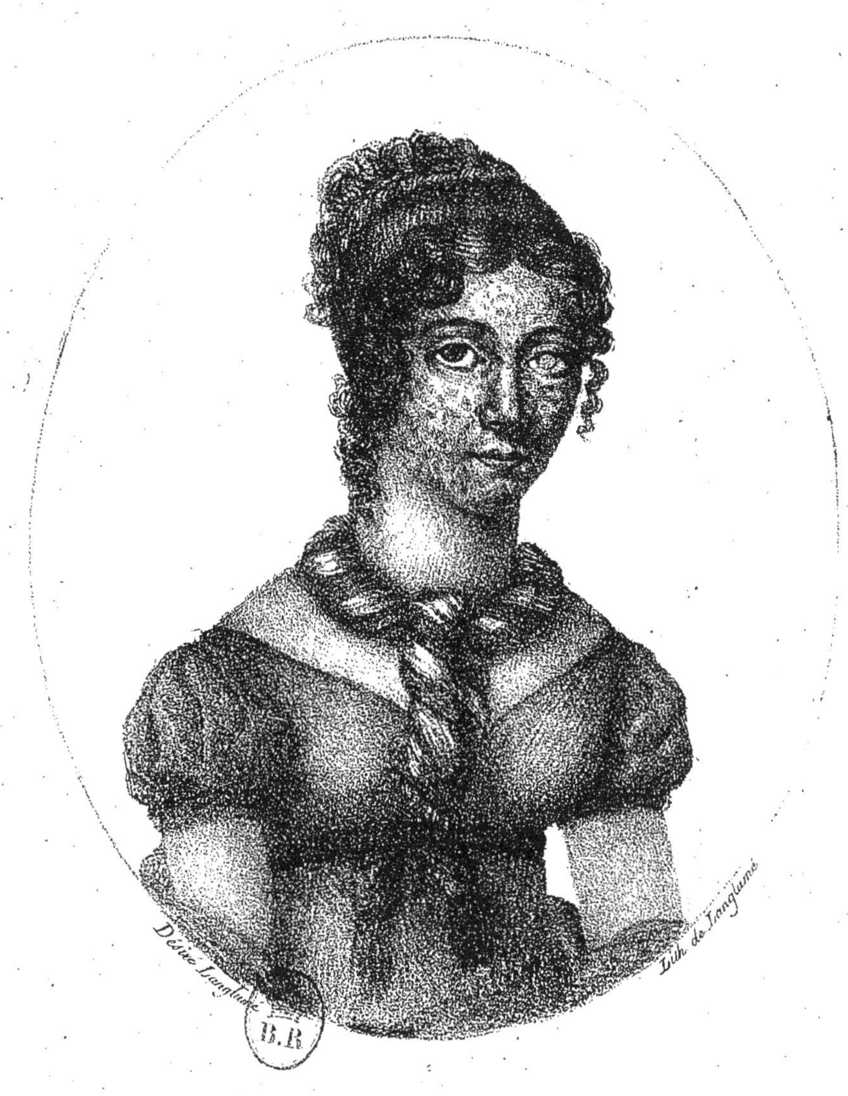

Résultat de la petite vérole.

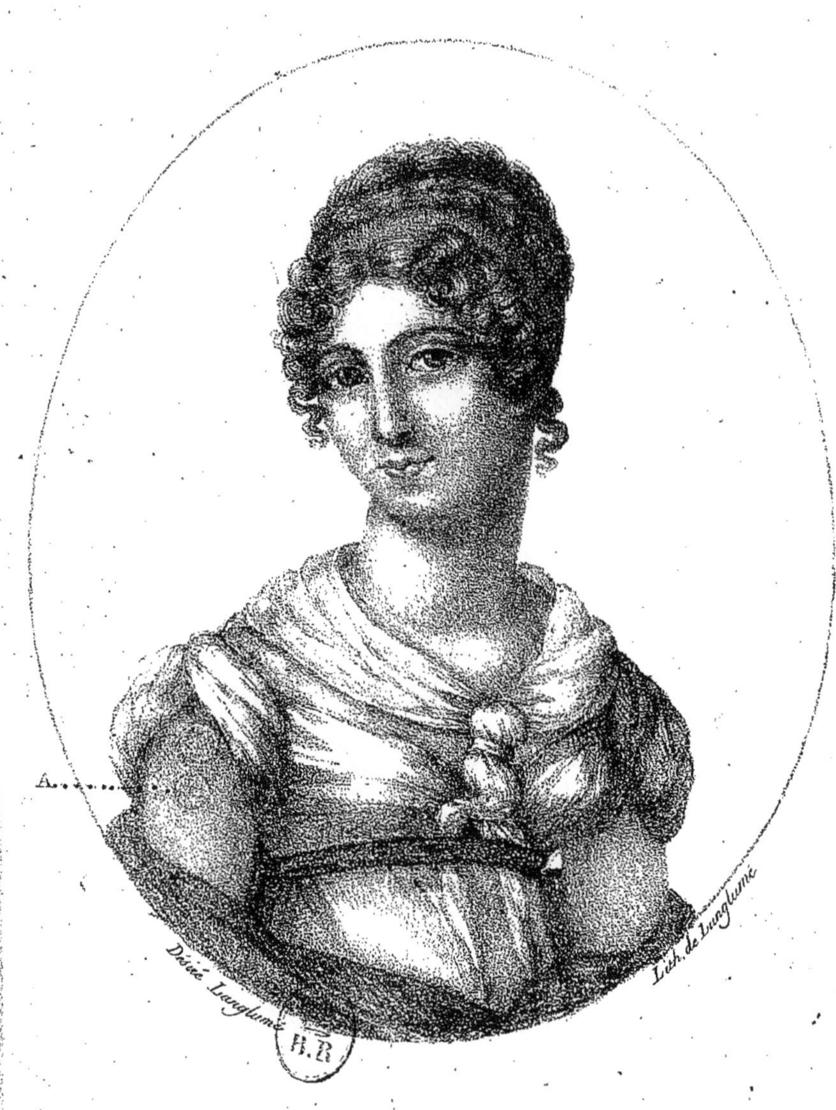

A.. *Résultat de la vaccine.*

MANUEL PRATIQUE

DE VACCINE,

A L'USAGE

DES JEUNES MÉDECINS, DES CHIRURGIENS, DES OFFICIERS DE SANTÉ, ET DE TOUTES AUTRES PERSONNES CHARGÉES DE CETTE OPÉRATION;

PAR P.-JACQ. BERGERON,

Docteur en médecine de la Faculté de Paris, Médecin titulaire du Bureau de charité du 10e arrondissement, Membre résidant du Cercle médical, Chevalier de la Légion-d'Honneur, ex Chirurgien-Major des Vélites de Florence, etc., etc.

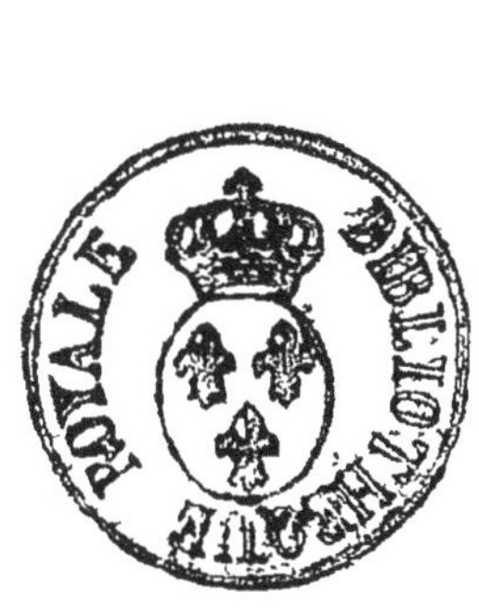

A PARIS,

Chez MÉQUIGNON-MARVIS, Libraire pour la partie de Médecine, rue de l'École de Médecine, n° 3.

1821.

AVIS PRÉLIMINAIRE.

Un grand nombre d'écrits ont signalé les bienfaits de la vaccine, et cependant la petite vérole exerce encore tous les jours parmi nous, et sous les yeux de pères de famille insoucians, les ravages les plus cruels. Cette considération m'a déterminé à présenter, sous de nouvelles formes, les avantages de l'heureuse découverte de *Jenner*.

Les conseils de l'expérience sont instans; l'occasion de les retracer est urgente : tout me fait donc un devoir de joindre mes efforts à ceux de mes collègues qui ont porté les premiers coups au mal funeste que je me propose de combattre, la variole.

Cette horrible maladie semble être comme

inhérente à certains quartiers de Paris et à plusieurs départemens; la cause en appartient à l'oubli que l'on y fait de la vaccine. La rigueur des saisons n'arrête pas la marche meurtrière de la petite vérole. On ne peut donc proclamer trop souvent les avantages de la vaccine pour dompter ce terrible ennemi de l'humanité.

Un grand nombre de familles sont restées dans une parfaite sécurité au milieu des désastres de la petite vérole; c'est à la vaccine qu'elles doivent cette sécurité. Elles s'empresseront sans doute, et par reconnaissance et par philanthropie, d'en propager la gloire et l'utilité; elles encourageront de toute la force de leur conviction, les parens qu'un fatal préjugé retient encore enchaînés dans les liens de la routine, à dissiper enfin les nuages qui obscurcissent leur raison, et à laisser briller à leurs yeux les lumières de la vérité.

Dans le plan que je me suis tracé, j'ai suivi une nouvelle marche qui, je l'espère, sera également adoptée par les pères et mères, et dont les résultats seront sentis par les jeunes médecins. Elle leur présentera le développement progressif de la vaccine, les divers modes de l'insertion du vaccin, et les moyens de conserver ce fluide; elle leur retracera la marche de la petite vérole, et celle de toutes les maladies éruptives, identiques en apparence, et qui, par cela même, sont susceptibles d'être confondues avec la variole.

Pour faire concevoir plus vivement et plus nettement cette idée, j'ai dessiné, sur la nature même, les caractères particuliers aux boutons de chacune de ces éruptions, pris à différentes époques de leur progression. Ce moyen m'a paru être le seul, ou du moins le plus expressif, pour démontrer la nécessité d'opposer enfin la vaccine à l'erreur homicide dans laquelle croupissent volontairement un si grand nombre de nos concitoyens.

MANUEL PRATIQUE

DE

VACCINE.

INTRODUCTION.

A PEINE les froids rigoureux de 1820 eurent disparu, que déjà des milliers d'individus de tout âge, de tout rang, furent atteints du poison variolique : que de victimes y succombèrent! que de larmes furent versées par de sensibles parens! que de regrets, pour ne pas dire de remords, leur a fait éprouver l'obstination qu'ils avaient mise à repousser la main bienfaisante qui s'était offerte à préserver les objets de leur tendresse des traits de l'horrible maladie à laquelle ils les avaient vus succomber!

C'est à vous, chefs de famille, amis et protecteurs de vos enfans, que je veux, en vous épargnant l'ennui des descriptions scientifiques, montrer, et, si j'ose le dire, faire toucher au doigt et à l'œil les funestes effets de la variole (petite vérole), et développer les avantages de la vaccine; légère et innocente opération que la mauvaise foi vous présente comme redoutable ; qu'elle accuse d'être un germe de maladie. Hé quoi, cet admirable préservatif serait au contraire une source de maux ? Une idée aussi fausse ne peut vous être suggérée qu'en déguisant, par la calomnie, les résultats de l'heureuse découverte qui immortalisera les premières années du dix-neuvième siècle, d'une découverte aussi remarquable par sa simplicité qu'elle est bienfaisante par ses résultats.

La vaccine, telle que vous l'offre un médecin, ne peut, sous aucun rapport, vous effrayer. A son aspect, toute crainte vaine doit disparaître. Il vous la présente sans artifice ; un seul sentiment le guide et l'appelle auprès de vous, celui de son devoir, la loi qu'il s'est imposée de ne vous tromper jamais. Dans ses mains la vaccine, non-seulement est un médicament auquel ne peut résister la variole, mais encore le plus certain des cosmétiques ; c'est un véritable lait virginal qui transmettra, jusque dans leurs vieux jours, à vos enfans, la beauté dont la nature a doué l'aimable figure de leur premier âge ; qui leur conservera et la finesse des traits de leur physionomie, et cette aménité des formes qui corrige ce que peut avoir de dur le caractère prononcé du sexe masculin.

Il n'est aucun père, et moins encore aucune mère qui, au berceau de leurs enfans, n'adressent des vœux au ciel pour la conservation de ces autres eux-mêmes, pour ces êtres faibles soumis à leurs volontés, confiés par la force des choses à leur prudence, livrés aux soins de leur tendresse. C'est alors qu'animé des plus généreuses pensées, chaque parent est capable de toute espèce de sacrifice pour l'objet de son affection. Celui de la fortune ne serait rien à ses yeux, si, dans un péril imminent, il pouvait, par ce moyen, acheter la conservation de ce cher enfant, et trouver, au prix de ses richesses, le dictame sauveur de sa postérité. Ce dictame, ce baume salutaire, vous l'avez à votre disposition. Il vous est offert : ne le repoussez pas, ne restez pas sourds à la voix qui vous sollicite, au conseil de la raison, aux lumières de l'expérience. La nature elle-même l'a créé pour vous. Ce n'est point au travail de l'homme qu'il est dû, il est un don de la nature seule ; le rejeter, c'est exposer vos enfans à la mort, et céder, par foiblesse ou par caprice, aux illusions du plus absurde préjugé, et vous préparer les plus cruels regrets que vous subirez sans pouvoir en attribuer la cause à d'autres qu'à vous seuls. Frémissez à la vue du tableau des malheurs, des infirmités, des maladies de toute espèce qui menacent ceux de vos enfans que la variole n'aura point moissonnés après les avoir atteints. Ces maux sont l'escorte inévitable et presque toujours la suite d'une maladie que votre cœur redoute pour vos jeunes enfans, et à laquelle votre crédulité, dans une erreur aussi condamnable, livre les objets de vos plus chères affections, et souvent le seul espoir de vos familles ; c'est tantôt l'unique héritier d'une illustre maison ; tantôt le soutien, long-temps attendu, de vos vieux jours ; tantôt une fille chérie, douée de tous les avantages du bel âge, d'une figure charmante et de formes heureuses, un enfant choyé dès le berceau, le nourrisson d'une tendre mère qui lui a prodigué, sans mesure, les soins les plus actifs et les plus recherchés ; d'une mère que ni veilles, ni privations quelconques n'ont pu rebuter un seul instant, dont elles n'ont pu faire fléchir une seule fois le courageux amour pour cet enfant. Ce précieux dépôt, elle le livre aux hasards d'une chance aussi incertaine ! C'est au moment où cette mère aveugle commence à jouir du fruit de tant de peines, de tant d'inquiétudes, que l'enfant qui en fut si long-temps l'objet, est frappé des traits d'une horrible variole ! Le mal se développe, et marche avec une effrayante rapidité : les dangers succèdent aux dangers, et bientôt, si la mort consent à épargner la victime, elle ne laisse échapper sa proie que pour l'abandonner aux horreurs d'une vie malheureuse. Le masque de la variole tombe, et découvre aux regards effrayés l'empreinte hideuse et ineffaçable des ravages de cette terrible maladie. Ce front de lys, ces yeux dans lesquels se peignoient les grâces, la douceur, la sensibilité; cette bouche charmante dont le sourire enchanteur était l'avant-coureur de l'aimable pensée qu'elle devait exprimer ; ces joues arrondies par la santé, qui les avait parées du coloris de la rose ; ce nez, dont les proportions étaient dans une harmonie parfaite avec celles d'une figure angélique : tous ces heureux dons de la nature ont disparu ; le plus souvent ils sont remplacés par l'irrégularité des traits et par une foule de difformités dont la plume se refuse à retracer les détails.

La variole, non-seulement attaque et détruit les charmes de la figure, souvent aussi elle altère les facultés de l'esprit, et trouble les fonctions du cerveau ; une espèce d'imbécillité succède au brillant de l'imagination ; aux goûts simples et naturels succèdent quelquefois les goûts les plus dépravés : la variole est mère de tous ces maux.

Tels sont les résultats trop communs de la petite vérole. La laideur, il est vrai, disparaît devant l'or de Plutus ; la fortune fait oublier à ses adorateurs les vices de l'objet qu'elle favorise ; il n'en est pas ainsi du pauvre. Pénétrons dans l'asile du malheur, chez l'homme réduit, pour exister, à servir la société par sa pénible industrie ; combien n'y trouverons-nous pas d'individus abandonnés, délaissés, vieillis, consumés par les chagrins les plus douloureux ? Mille et mille circonstances dans la vie font sentir la nécessité de conserver intacts les traits heureux que la nature a donnés à tous les hommes, avec plus ou moins de générosité. Un beau visage est, comme on dit, une lettre de recommandation ; c'est le certificat qui parle le plus vivement en faveur de celui qui a le bonheur d'en être doué. La laideur repousse au premier coup d'œil ; il lui faut un double mérite pour effacer cette impression défavorable, et pour s'établir ensuite dans l'esprit de ceux auxquels cherche à plaire l'homme dont la variole a déformé les traits.

Telle mère refusera de prendre, pour son enfant, une nourrice dont le visage aura été ravagé par la petite vérole, et livrera ce même enfant chéri aux dangers de cette affreuse maladie, en repoussant la vaccine qui s'offre à l'en préserver.

On s'obstine à exclure, ou du moins à ne point admettre à son service un domestique rempli de mille qualités, et des talens attestés par les meilleurs certificats, par cela seul que sa figure, victime de la petite vérole, est désagréable ; on craint de ne pas pouvoir s'y habituer. Il éprouve le même accueil dans presque toutes les maisons ; l'admettre, c'est lui faire grâce. Le hasard ou le caprice l'aura bien servi s'il parvient à se faire admettre dans quelque maison opulente. Que d'exemples, que de faits viendraient à l'appui de cette assertion ! Le récit en serait superflu. Mon seul but est de faire connaître les avantages de la vaccine, non-seulement sous le rapport de la conservation des traits que nous devons à la nature, mais encore plus sous celui des infirmités dont elle nous garantit.

Que les personnes donc qui sont disposées à opposer les préjugés de leur ignorance aux bienfaits de la vaccine, rendent enfin justice au génie sublime qui en a dérobé le secret à la compagne de l'humble animal dont nos champs reçoivent leur fertilité. Qu'elles obéissent au mouvement de leur cœur, qui leur fait un devoir de soustraire, par tous les moyens possibles, leurs jeunes enfans au malheur qui les menace : qu'elles ne voient enfin dans cette admirable découverte que l'égide qui doit garantir ces tendres rejetons des traits de leur plus cruelle ennemie, l'affreuse, la terrible, l'ineffaçable variole.

La vaccine repose sur des bases certaines dont mille observations ont démontré la vérité ; elle repose sur les principes, sur l'expérience d'hommes aussi intègres qu'éclairés qui l'ont soumise à toutes les épreuves exigées par la crainte et par une légitime défiance. Ces hommes, guidés par l'amour de l'humanité, et non par les vues sordides d'un bénéfice incertain, ces hommes de tous les pays, quoique séparés par de vastes contrées, sont unanimes dans leurs principes sur la vaccine : tous sont arrivés au même but, tous ont proclamé ce nouveau bienfait de la Providence et de l'art, avec tout le feu de la conviction.

L'unanimité de leurs principes, la conformité de leurs rapports frappèrent les gouvernemens, appelèrent l'attention des hommes sages de tous les pays. La vérité mise à nu les détermina à protéger de tout leur pouvoir une si heureuse découverte. Ils n'ont point été trompés dans leur attente. Vingt-cinq ans d'observations n'ont fait qu'accroître leur confiance dans les résultats que leur avaient fait espérer, et que leur en ont fournis les médecins, premiers investigateurs de cette découverte, qu'ils ont enfin si glorieusement assise sur des bases inaltérables. L'évidence de ces résultats a valu aux propagateurs de la vaccine l'appui si précieux des gouvernemens. Non-seulement, l'Europe entière est pénétrée du sentiment de l'utilité de la vaccine, et reconnaissante de ses bienfaits journaliers, mais encore les autres parties du monde, jalouses de son bonheur, s'empressent d'en adopter l'usage conservateur : tous les hommes éclairés qu'elles renferment la propagent avec la même ardeur, avec le même succès que nous. Dans tous les climats, la vaccine suit la même marche ; les peuples nomades, quoique moins jaloux des charmes de la figure, l'ont adoptée, dans le seul but de ravir des victimes innombrables à la mort, aux infirmités, cruels résultats de la petite vérole.

Pénétré des mêmes principes, plein de la même confiance, le gouvernement français la protége de sa main puissante : il ne néglige aucun moyen, il emploie avec succès celui de la persuasion, pour l'introduire dans toutes les classes de la société. Mais que d'efforts viennent s'opposer sans cesse à ses sages intentions ! Des hommes jaloux, ignorans et superstitieux, cherchent à tarir la source des bienfaits que le gouvernement dispense avec tant de soins sur les Français. Ils veulent perpétuer dans leur patrie un mal qui fait le juste effroi des familles, et de tous les pays. Mais, on le demande, quel intérêt autre que celui de tous, peut avoir le gouvernement à se proclamer le défenseur du mensonge qui serait fondé sur des expériences fallacieuses produites et soutenues par l'esprit mensonger de système, si ce même gouvernement n'avait été constamment éclairé sur ce point important ? Des commissions formées de tout ce que la France a de plus recommandable, médecins, administrateurs, citoyens (1), ont été créées avec la mission de lui rendre un compte sincère et raisonné des résultats de cette découverte. De toutes parts,

(1) *Voyez* le tome 15 du Recueil périodique de la Société de Médecine de Paris, page 274.

les rapports ont été concordans : tous ont manifesté l'admiration la plus prononcée pour les avantages immenses que le monde doit retirer de la propagation de la vaccine. Tous ont affirmé que la vaccine ne cause qu'une légère indisposition, qu'une éruption locale qui détruit, jusque dans ses racines, le virus variolique dont le principe contagieux est généralement répandu dans tout le corps, et ne peut se manifester qu'en altérant des organes essentiels à la vie.

Pères et mères, empressez-vous donc d'accueillir les offres bienfaisantes du gouvernement, rendez enfin justice à une réunion d'hommes qui consacrent leurs plus chers momens à recueillir des observations utiles à la vie de leurs semblables : qui ne vous en font, en quelque sorte hommage, qu'après les avoir approfondies, raisonnées, passées au creuset de l'expérience, et que la bonne foi seule dirige et soutient dans leurs pénibles travaux. Quel plus bel hommage que celui qui vient d'être rendu à la vaccine ! Un prince (1), seul et cher espoir d'une illustre et

(1) EXTRAIT DU MONITEUR.

13 novembre 1820.

Vaccination de S. A. R. Mgr. le duc de Bordeaux.

Des six piqûres faites aux bras de S. A. R Monseigneur le duc de Bordeaux, deux seulement ont offert un travail au quatrième jour; ce travail s'est développé régulièrement le jour suivant. Il avait produit, le huitième jour, deux très-beaux

malheureuse famille, et d'un peuple immense, a été dernièrement livré à cette divinité propice. Il est sorti plein de vie, et doué d'une double santé, de cette épreuve glorieuse à l'art sanitaire. Qui osera dorénavant douter de sa puissance préservatrice ?

La vaccine a été soumise à mille contre-épreuves ; je me bornerai à vous en rapporter une seule dont la solution paraîtra sans doute concluante : la voici.

Paris, ce 30 frimaire an X. (21 décemb. 1801.)

COMITÉ CENTRAL DE VACCINE.

Contre-épreuve par l'exposition à la contagion de la petite vérole de trente-six enfans précédemment vaccinés.

Les résultats de la contre-épreuve pratiquée dernièrement avec la plus grande authenticité par l'inoculation variolique sur cent deux enfans, doivent détruire l'incertitude qu'on avait répandue sur la durée de la propriété préservatrice de la vaccine. Cependant comme on ne peut recueillir trop de faits relatifs à cette importante ques-

boutons de vaccine *vraie*. Le tout s'est passé sans dérangement notable dans la santé de S. A. R.

Signé Portal, Alibert, Dupuytren, Hallé, Guerin, Bougon, Baron, Deneux, accoucheur, etc.

Paris, *le* 12 *novembre* 1820

tion, le comité a saisi l'occasion qui s'est présentée de tenter un autre genre d'expérience.

Il en publie le procès verbal déposé à son secrétariat par deux de ses membres, les citoyens Jadelot, médecin de l'hospice des Élèves de la patrie, et Marin, qui ont été désignés pour suivre cette contre-épreuve avec le citoyen Descemet, médecin du Prytanée français.

« Nous soussignés, nous sommes réunis à l'in-
» firmerie de l'hospice des Elèves de la patrie,
» les 30 brumaire, 9, 17, 25 frimaire an X,
» pour nous assurer de l'état de la santé des en-
» fans rassemblés dans la salle n° 1.

» Cinq d'entre eux, qui étoient entrés dans
» l'hospice depuis peu de temps, avaient, le
» 30 brumaire, une petite vérole bénigne et
» discrète, qui, chez deux a été abondante et
» a parcouru chez tous régulièrement ses pé-
» riodes.

» Les autres, au nombre de trente-six, avaient
» été vaccinés dans le même hospice un an au-
» paravant, et la contre-épreuve par l'inocu-
» lation variolique, déjà pratiquée une ou deux
» fois sur quelques-uns d'eux, n'avait été
» suivie d'aucun effet. Chacun de ces individus a
» passé au moins quinze jours dans la salle où
» étaient couchés les varioleux; ils sont restés
» pendant tout ce temps, continuellement avec
» les malades; ils prenaient leurs repas et

» jouaient près d'eux ; plusieurs ont couché » dans leurs lits à l'époque de la suppuration et » de la desquamation des boutons ; l'on a fait » porter à d'autres les chemises des varioleux.

» Cependant ces trente-six enfans n'ont pas » éprouvé la moindre altération dans leur » santé, ni durant leur séjour près des malades, » ni depuis qu'ils en sont éloignés.

» On est donc autorisé à conclure que la vac- » cine les a préservés des effets de la contagion » variolique.

» A l'hospice des Élèves de la patrie, le 26 fri- » maire an x.

» *Signé* DESCEMET, JADELOT, MARIN. »

Cette expérience sert de complément aux preuves déjà acquises de la vertu préservative de la vaccine ; elle s'accorde avec les résultats qu'une correspondance très-étendue avec toutes les villes de la France et les savans étrangers, a fait connaître au comité ; enfin, elle démontre que les individus soumis à cette opération sont également à l'abri des effets de l'inoculation et de la contagion ordinaire de la petite vérole.

Ont *signé* tous les membres du comité :

THOURET, président ; PINEL, J.-J. LE ROUX, GUILLOTTIN, MARIN, SALMADE, PARFAIT, MONGENOT, DE LA ROCHE, DOUSSIN-DUBREUIL, JADELOT, HUSSON, secrétaire.

NOTICE HISTORIQUE ET PRATIQUE DE LA VACCINE.

L'origine de la vaccine n'a rien de merveilleux, ni d'obscur, aucun voile ne la déguise. La simplicité de cette découverte concourt avec les préjugés de l'ignorance à rendre les hommes insoucians sur ses avantages. Ils la négligent parce qu'elle ne s'offre point à leurs regards sous des formes grandioses, telles qu'une déesse qui serait descendue du ciel ; si elle se fût montrée aux yeux parée de tous les pompons, de tous les atours de l'imposture et du charlatanisme, chacun se serait empressé de se précipiter à ses genoux. La déesse, que dis-je ? la génisse superbe, dispensatrice de ce bienfait de ses généreuses mamelles, aurait, comme un nouvel Apis, reçu les hommages des stupides mortels ; tous les honneurs lui auraient été décernés ; elle aurait été portée en triomphe et religieusement placée dans les temples élevés à sa gloire : l'encens aurait fumé sur les autels érigés pour son culte ; c'est à ses pieds qu'on serait accouru recevoir avec enthousiasme de la main de ses prêtres, l'antidote divin destiné à ses fidèles croyans. La bonne foi ne peut avoir les mêmes succès, mais ils seront durables comme la vérité dont ils découlent.

La découverte de la vaccine date de 30 ans. Elle se manifesta dans le comté de Glocester, en Angleterre. Pour la première fois, à cette époque, on y reconnut le bouton vaccinal sur le pis (1) des vaches. Les personnes chargées de les traire, ressentirent les premières les bienfaits de cette éruption qu'elles avaient provoquée, sans le savoir, en s'inoculant, par la voie d'une légère excoriation de l'épiderme de leurs mains, la sérosité renfermée dans les boutons vaccinaux du pis de ces vaches : ces personnes furent préservées de la petite vérole, au sein même de la contagion. Ce phénomène éveilla l'attention des médecins, qui ne tardèrent pas à attribuer un privilége si manifeste aux boutons produits par l'inoculation de la sérosité vaccinale. La forme de ces boutons, la marche de leur éruption firent reconnaître aux gens de l'art la similitude qu'ils avaient avec les mêmes symptômes de la petite vérole. Ils remarquèrent encore que les

(1) Pour se faire une idée juste de cet antidote tiré du règne animal, il faut se reporter et le comparer à une infinité de médicamens que l'on recueille journellement sur d'autres corps des divers règnes, et qui n'en ont pas pour cela davantage les propriétés de ces autres corps. Je n'en citerai qu'un exemple qui est à la portée de tout le monde, c'est celui qu'offre le *lichen d'Islande*. Le hasard en fit la découverte sur les rochers arides de ce climat, le hasard aussi en fit reconnaître l'utilité. C'est aussi le hasard qui fit reconnaître les propriétés de la vaccine. Cette simple découverte fera disparaître insensiblement le monstre de la variole qui menaçait de détruire la population entière.

boutons vaccinaux ne se manifestaient que sur quelques parties des mains, dont l'épiderme avait été altéré par quelque excoriation. Alors, ils cherchèrent et trouvèrent un procédé simple et innocent pour introduire avec certitude dans la circulation, cette sérosité à laquelle ils donnèrent le nom de *vaccin*, du mot latin *vacca*, *vache*, comme indicatif de la source de cet antidote, et comme consacrant l'hommage dû à l'utile animal qui en recélait le bienfait.

La piqûre parut être le procédé opératoire le plus facile, le moins douloureux, le plus certain et le plus dégagé d'inconvéniens. On choisit le bras comme devant être le siége de l'opération, tant à cause de la plus grande facilité qu'il présente pour l'inoculation du vaccin, que parce qu'étant libre, cette extrémité n'assujettit à aucune précaution particulière.

Jenner, médecin anglais, fut le premier qui mit en pratique la vaccine.

La France, instruite de cette découverte, s'empressa d'en adopter les avantages. M. de la Rochefoucault, cet homme si recommandable par son zèle ardent et éclairé pour l'humanité, recueillit lui-même le vaccin dans son pays natal, et l'importa précieusement dans notre belle patrie.

M. Colon, médecin français, inocula le premier dans nos climats le vaccin : il en fit l'épreuve sur un autre lui-même, sur son propre enfant.

Bientôt, émules de ce philantrope, suivirent les Sédillot, les Gaultier de Claubry, les Husson, les Heurteloup, les Valentin, les Ané, les Mongenot, etc., etc., etc.

Depuis cette époque, on n'a plus cherché le vaccin chez l'étranger : on en a découvert en diverses contrées de la France ; moi-même, il y a quelques années, j'en ai reconnu sur des vaches qui paissoient aux bords de la Seine, à dix-huit lieues de Paris.

La vaccine se communique par un procédé très-simple. Lorsqu'on s'est procuré un bouton de vaccin, tel qu'il est représenté planche V, figure 2, D, E ou F, on l'ouvre sur le cercle blanc qui se voit au milieu du cercle rouge, fig. 2, E ou F, avec une lancette qu'on tient entre le pouce et le doigt indicateur de la main droite, dans la même direction qu'elle est représentée pl. V, fig. 2, G, ou avec une aiguille en forme de lance, pl. III, fig. 3. Les deux autres lancettes (dont l'une est de M. Husson), fig. 1, et l'autre à deux lames, fig. 2, sont de même mises en usage. Le choix de l'instrument dépend de l'habitude que le médecin a contractée dans l'emploi qu'il a déjà fait des uns et des autres. Le résultat de l'opération est le même, lorsque l'instrument a fait une piqûre convenable, c'est-à-dire, sans avoir déchiré la peau : on ne peut trop donner d'attention à ce point.

L'instrument chargé du vaccin est porté sur le bras de la personne soumise à l'opération de la vaccine. Cette opération se fait un peu plus haut, un peu plus bas, indifféremment. Le patient en décide à sa volonté. La petite goutte de fluide vaccinal qui se trouve posée sur l'extrémité de l'instrument, est introduite sous l'épiderme, à l'instant où se fait la piqûre, pl. IV, fig. 1, A, qui, tout à coup, se manifeste par l'apparition d'une petite goutte de sang qui s'en échappe, pl. IV, fig. 1, C. Cette méthode de vacciner de bras à bras est toujours constante dans ses résultats. D'autres manières d'opérer sont en usage chez quelques médecins. Les uns prennent de nouveau vaccin chaque fois qu'ils font une piqûre; les autres font trois ou quatre piqûres sans reprendre du vaccin : la première de ces méthodes est dictée par la prudence; la seconde, par un zèle peu réfléchi.

On propage la vaccine d'une autre manière encore. On se sert, pour cet effet, de vaccin conservé entre deux verres, pl. III, fig. 4, A-B, ou dans des tubes de verre, fig. 5. Ce vaccin doit être recueilli sur de beaux boutons. Lorsqu'on craint de manquer de sujets pour vacciner de bras à bras, on recueille le vaccin que l'on a à sa disposition, si l'on veut plus tard en faire usage. Pour fixer le vaccin sur une des faces d'un morceau de verre, il suffit de poser ce verre sur le bouton ouvert, sans trop appuyer. On voit aussitôt le *fluide* vaccinal se coller au verre. On pose, à plusieurs reprises et promptement, sur le bouton ouvert, les deux parois des lames de verre, que l'on place ensuite aussitôt l'une sur l'autre; on lute alors les quatre bords de ces deux verres ainsi disposés, avec de la cire, qui en rend ainsi l'intérieur impénétrable à l'air, et le préserve de toute influence étrangère, et de toute altération. On garantit aussi le vaccin, ainsi placé, de l'influence de la lumière, en enveloppant le double verre dans un papier noir; car l'air et la lumière nuisent beaucoup, par leur contact, à la qualité du vaccin.

Pour introduire le fluide vaccinal dans le tube de verre, fig. 5, on peut se servir du long tube de verre, fig. 6, qu'on adapte, par son extrémité, D, au tube, fig. 5, à son extrémité I ou G. L'extrémité C du tube, fig. 6, se porte à la bouche de la personne qui veut recueillir le vaccin; l'extrémité I ou G du tube, fig. 5, doit être posée sur le bouton de vaccin qu'on a ouvert. Ces deux tubes étant ainsi disposés, on aspire l'air de l'un et l'autre tube. Aussitôt le tube, fig. 5, se remplit du fluide vaccinal (1). Cette opération termi-

(1) Cette méthode m'a paru plus prompte que celle indiquée dans l'instruction sur la vaccine du comité central de vaccine, qui consiste à poser le tube, fig. 5, horizontalement sur le bouton, après l'avoir piqué sur plusieurs points; alors il se remplit de fluide vaccinal.

née, on ferme les deux extrémités du tube, fig. 5, en les soumettant à la flamme d'une bougie; on renferme ce tube dans un tuyau de plume qu'on finit de remplir avec du son ou de la sciure de bois, qu'on y maintient en cachetant, avec de la cire, les deux extrémités du tuyau de la plume.

On conserve aussi le vaccin sur des mèches de coton ou de fil, pl. III, fig. 7. Cette méthode d'inoculer le vaccin étant pratiquée pour l'inoculation de la petite vérole, j'en donnerai les détails à l'article *Inoculation*. Tels sont les divers moyens mis en usage pour conserver le vaccin.

Voici la manière d'en faire usage. On enlève celui qui est attaché aux deux lames du verre, en le mouillant avec l'extrémité d'une lancette qu'on a trempée dans un verre d'eau, ou bien en l'imbibant insensiblement par l'expiration du souffle de la bouche.

On retire le vaccin du tube, fig. 5, en cassant les deux extrémités de ce tube, et en soufflant par l'une d'elles le vaccin que l'on recueille ensuite par l'autre, sur une plaque de verre, fig. IV, *a* ou *b*.

Quelques précautions que l'on prenne pour préserver le vaccin du contact de l'air, il arrive souvent que l'inoculation de ce fluide ainsi conservé, ne donne aucun résultat. L'altération qu'il a pu éprouver est due à l'action de l'air ou à celle de la lumière. On voit tous les jours les médicamens les plus efficaces manquer aux effets qu'on devrait naturellement en attendre, par cela seul qu'ils ont éprouvé quelque altération, soit à raison de leur vétusté, soit parce qu'ils ont été éventés; ils ont ainsi perdu leurs principes volatils, parce que l'action d'une vive chaleur a détruit ces mêmes principes qui recèlent souvent toute la force de ces médicamens. Diminués par ces causes, atténués jusqu'à un degré extrême, ils ne peuvent plus agir contre le mal et par conséquent en arrêter les progrès.

Lorsque le vaccin aura échoué, les parens ne devront pas balancer à faire de nouveau vacciner leurs enfans. On sait par l'expérience d'un grand nombre d'exemples, que l'on a indifféremment vacciné avec du vaccin conservé, ou de bras à bras, jusqu'à six, huit, douze et même vingt fois, sans que le vaccin produisît aucun effet. Ce n'est souvent qu'à la septième, neuvième, treizième ou vingt-unième fois, qu'il a réussi. Le vaccin peut avoir éprouvé de l'altération; il peut avoir été repoussé et entraîné au dehors par la gouttelette de sang sortie avec trop d'impétuosité de la piqûre; ce qui arrive presque toujours, lorsque l'enfant, effrayé d'avance, pousse de grands cris. Telles sont les causes principales de la non réussite de l'opération.

Lorsqu'après huit jours écoulés, le succès de l'inoculation du vaccin ne s'est manifesté par aucun bouton caractéristique de l'éruption vaccinale, on peut vacciner de nouveau le sujet sur lequel le vaccin a manqué, sans attendre jusqu'à quinze ou vingt jours, ainsi que plusieurs médecins croient devoir le recommander (1).

Au nombre des causes qui peuvent encore nuire au développement de la vaccine, on peut compter les suivantes : l'exposition trop prompte à un froid rigoureux des bras nouvellement piqués; la pression trop forte du bras par l'effet des manches trop étroites des vêtemens; la déchirure désordonnée du bras produite au lieu de piqûre, par un instrument mal aiguisé; l'inoculation de vaccin pris sur des boutons au onzième ou douzième jour; ou une vive inflammation produite par tout autre corps.

On peut très-bien préparer le succès de l'opération par un bain complet, surtout quand il s'agit des adultes.

Lorsque la piqûre est faite, on doit laisser libre le bras piqué. Il faut bien se garder de l'assujettir par des compresses ou des bandes, comme le pratiquent un grand nombre de parens asservis aux conseils irréfléchis de quelques commères ou même de quelques médecins.

(1) On a vu quelquefois la vaccine ne se manifester que le neuvième ou dixième jour de son inoculation. Ces observations sont rares.

Le nombre des piqûres est indifférent relativement à l'action du vaccin sur le virus variolique. Un bouton de vaccin préserve de la petite vérole aussi efficacement que six ou huit et même un plus grand nombre. Mais comme le vaccin est susceptible de s'altérer par les différentes causes que je viens d'indiquer, on juge convenable de faire six ou huit piqûres sur les deux bras. Chacune d'elles produit presque toujours des boutons. Quelquefois cependant il ne s'en manifeste qu'un ou deux. Ce petit nombre ne doit donner aux parens aucune inquiétude. Le remède a fait son effet, aussitôt que les boutons, ou même un seul bouton, a parcouru les deux périodes dont je vais tracer la marche.

Le vaccin peut être inséré sur toutes les parties du corps sans le moindre inconvénient. L'aréole qui se montre au bras paroît également sur les autres points où l'on a provoqué des boutons.

La vaccine réussit sur les individus de tout âge; sur ceux qui viennent de naître et qui comptent à peine trente-six heures d'existence, sur les adultes, comme sur les vieillards. Dans toutes ces circonstances les résultats du vaccin sont parfaitement les mêmes.

Cependant je ferai observer ici que lorsqu'on vaccine une personne replète et dont les bras sont très-gros, il faut porter plus profondément la pointe de l'instrument; autrement on risque d'être trompé dans son attente. Plusieurs de mes confrères ont fait la même observation, et ce n'est qu'après avoir employé le moyen que j'indique, qu'ils sont parvenus, ainsi que moi, à obtenir des boutons de vaccin.

Marche et développement de la vaccine.

Quand le vaccin a été porté dans la circulation, il suit une marche graduée dans son développement. La première période est ordinairement de huit jours, pendant laquelle il se manifeste plus ou moins de boutons susceptibles de se reproduire. Voyez, pl. IV, fig. 1, 2, 3, 4, 5 et 6, et pl. V, fig. 1 et 2.

Lorsque l'éruption marche lentement, ce qui tient à une disposition particulière du sujet, la première période ne se termine qu'au neuvième jour. Pl. V, fig. 3. Après le neuvième jour, arrivé sans manisfestation de boutons, le succès de l'opération devient très-douteux : les boutons qui viennent après ce temps doivent être examinés très-scrupuleusement, autrement ils ne peuvent que tromper l'attente des parens et celle du médecin. Ces boutons ne présentent souvent aucun des caractères distinctifs du bouton vaccinal arrivé à son huitième jour. Cette dissemblance des boutons échappe à l'observation du médecin, par l'effet de l'absence trop prompte de l'enfant vacciné, que ses parens ont livré à une nourrice des champs presque aussitôt après l'opération. Dans une telle incertitude des effets quelconques de la vaccine, quelques médecins n'ont pas craint de dire que les espérances fondées sur cette méthode préservative étoient illusoires. Ces doutes sont le résultat de la confiance donnée aux déclarations erronées des parens ou des nourrices qui, mal à propos, assurent qu'il existe des boutons aux endroits où l'on a piqué le bras de l'enfant. Malheureusement le médecin ajoute foi à cette assertion, et les parens, pleins de confiance en ce rapport qui les flatte, se persuadent que leur enfant a éprouvé l'éruption des boutons vaccinaux, tandis qu'il n'a réellement eu que des boutons insignifians qui n'offraient aucun des caractères des véritables boutons préservateurs de la petite vérole. La naissance de ces boutons inefficaces est due à une simple irritation de la peau qu'a offensée l'instrument; ou elle provient quelquefois d'un vaccin éventé qui a perdu sa force et son énergie. On a donné à cette espèce d'éruption le nom de fausse vaccine; je pense que celui de vaccine *altérée* lui convient mieux (bientôt je dirai pourquoi.) Pour prévenir cette erreur, dont les suites peuvent être funestes, les parens devraient se faire un devoir de n'éloigner d'eux leurs enfans que lorsqu'ils auraient acquis la certitude, par l'examen qu'en ferait le médecin, que la vaccine a eu le succès que l'on s'en était promis : autrement, les plus fausses idées sur cette belle découverte se propageront et ne pourront qu'en retarder continuellement les progrès.

Je vais donc suivre la vaccine pendant les huit jours de sa première période.

Du moment que le vaccin est inoculé, la nature s'en empare aussitôt. Son travail, quoique insensible, a déjà commencé. Pendant les trois premiers jours il est à peine visible à l'œil même le plus exercé du médecin, pl. IV, fig. 1, 2, 3; au quatrième jour, un petit cercle rouge se manifeste, pl. IV, fig. 4; alors, mais alors seulement, il est facile d'en suivre les progrès jusqu'au huitième jour.

Le petit point noir qui se forme sur la piqûre et qui s'y fixe quelquefois jusqu'au septième ou huitième jour, n'est autre chose qu'un petit caillot de sang desséché. Voyez pl. IV, fig. 1, 2 et 3.

Le cinquième jour il se forme un petit cercle ou aréole plus ou moins rouge, plus ou moins étendu, pl. IV. fig. 5.

Le sixième jour au centre de l'aréole, s'élève un petit cercle d'un blanc gris, dépassant quelque peu la surface de la peau. Sa forme est tantôt ronde, tantôt ovale.

Le septième jour le cercle blanc, ou plutôt le

bouton s'élargit, se tuméfie et s'élève considérablement au-dessus de la peau, Pl. V, fig. 1, A, B, C, la rougeur augmente, se propage et s'étend plus ou moins sur les parties du bras qu'elle avoisine immédiatement.

Le 8e jour, pl. V, fig. 2, D, E, F, le bouton et l'aréole ont pris un grand accroissement; l'un, par son élévation; l'autre, par son étendue et par sa couleur rouge devenue plus foncée, fig. 2, E et F; quelquefois cependant le cercle rouge est à peine visible. Fig. 2, D: à cette époque on remarque dans le centre du bouton une légère dépression.

Tel est le terme le plus ordinaire de la première période qui a conduit le bouton à sa pleine maturité. Le bouton, avant d'avoir parcouru toute cette période, ne peut fournir de bon vaccin. Semblable à la jeune plante, au fruit de nos arbustes, il doit avoir atteint un certain degré de maturité pour offrir le suc convenablement chargé des principes qui en déterminent l'usage au profit de l'art.

La seconde période commence à l'époque intermédiaire du 8e au 10e jour.

Le 9e jour, le travail de la vaccine est terminé. Vainement, après cette époque, exposerait-on la personne qui a subi l'opération de la vaccine à toute l'influence d'une atmosphère chargée de miasmes varioliques. Au neuvième jour, le bouton vaccinal commence à se désorganiser.

Ce passage se manifeste par une légère teinte jaune qui vient remplacer le gris perlé du 8e jour ; quelquefois la rougeur augmente jusqu'au 10e jour, ainsi que l'indique la pl. V, fig. 3 et 4.

Le 10e jour, pl. V, fig. 4, les boutons ont entièrement perdu la transparence qu'ils avoient le 8e et le 9e jour.

Du 11e au 16e jour, pl. VI, fig. 1, les boutons prennent la couleur d'un jaune foncé : la rougeur qui les environne s'efface insensiblement.

Du 17e au 25e jour, pl. VI, fig. 2, se forme une croûte d'un jaune-brun, et, sur quelques sujets, d'un noir foncé.

Le plus souvent, cette croûte tombe le 25e jour. Sa chute fait paroître une petite empreinte, pl. I et IV, fig. 2, H, qui, par la suite, ne porte aucune atteinte à la beauté du bras.

Cette espèce de petite cicatrice ou mouche blanche, est le signe le plus caractéristique du succès de la vaccine. Nul autre bouton, si ce n'est celui de la petite vérole, ne laisse après lui une marque aussi prononcée.

Du 4e au 5e jour après l'éruption de la vaccine, quelquefois aussi du 6e au 7e, il se manifeste un petit mouvement de fièvre qui dure douze heures tout au plus. Ce mouvement fébrile est l'effet inévitable de la légère inflammation de la partie vaccinée du bras ; car la fièvre n'existe dans l'individu qu'en proportion de l'intensité de cette inflammation.

Vaccine altérée.

On a attaché dans le monde une si grande importance et même une opinion si erronée au mot *fausse vaccine*, que, sans vouloir innover, je crois devoir substituer le mot *altérée* au mot fausse, comme remplissant mieux que ce dernier l'idée que doit s'en faire l'homme qui est tout-à-fait étranger à l'art.

Les boutons qui résultent de l'inoculation du vaccin altéré par les causes que j'ai indiquées, présentent une forme que l'œil le moins exercé, mais guidé par la bonne foi, peut reconnaître de suite. Pl. VI, fig. 3, 4.

La marche de cette éruption, que je nommerai donc vaccine altérée, est rapide. La durée en est de huit à neuf jours; le dixième, il n'en reste aucune trace. C'est de cette prétendue conformité entre deux objets si dissemblables, que les ennemis de la vaccine ont tiré des conséquences fallacieuses pour attaquer et détruire cette découverte qui fait la gloire du siècle. Ils disent : « Nous avons vacciné un individu; le vaccin a fait éclore des boutons, et la personne vaccinée n'en a pas moins été, depuis, victime de la petite vérole; donc la vaccine ne préserve pas de cette maladie .... » Que ceux qui se sont laissé séduire par ce faux raisonnement, jugent maintenant le langage de nos détracteurs ; ils n'y verront que celui de l'ignorance et du mensonge. De là tant de craintes chimériques ; de là tant de larmes trop réelles versées sur le tombeau des enfans qui en ont été victimes. Sans cette fatale erreur, que de mères jouiraient encore de la douce société de leurs filles ! que de pères se verraient revivre dans leurs fils ! La vaccine altérée se manifeste souvent, le premier jour de l'inoculation, par de la rougeur, accompagnée de démangeaison. Autour de la piqûre on remarque quelquefois un cercle dur ; mais le caractère toujours constant, c'est la forme des boutons, plus ou moins irréguliers dans leur largeur, et formant toujours une pointe dans leur centre.

On ne peut trop le répéter, et cette vérité, pour être devenue vulgaire, n'en doit pas moins être sans cesse proclamée, la vaccine prévient, sans exception quelconque, les ravages de la petite vérole. Un seul cas paraît contraire à cette assertion ; c'est celui où la petite vérole a déjà atteint un individu : la vaccine alors ne peut en arrêter la marche ; mais elle diminue la gravité des symptômes de cette maladie ; elle en parcourt simultanément toutes les périodes du même pas que la variole suit les siennes propres. Un grand nombre d'observations de ce genre, recueillies dans des temps malheureux où tout un quartier, toute une ville, toute une province se sont trouvés infectés de la petite vérole, ont fourni et fournissent encore tous les jours la preuve de ce privilége salutaire.

Cette propriété qu'a la vaccine de diminuer l'intensité de la variole, lorsqu'on a pris le soin de l'inoculer au moment où le levain de la contagion variolique se trouve en fermentation, est la seule que ses détracteurs veulent bien lui accorder. Tout en lui refusant le privilége de garantir de la petite vérole, ils consentent à ne point lui disputer celui de la rendre bénigne. Combien ce raisonnement est dépourvu de raison ! Quelle contradiction avec lui-même n'offre-t-il pas ? En effet, si le vaccin agit contre ce virus et en diminue la malignité, pourquoi n'aurait-il pas la faculté d'en prévenir entièrement les effets ?

La vaccine peut être assimilée à un médicament après l'administration duquel il serait tout-à-fait inutile de recourir à un purgatif. En suivant toutes les périodes de ce préservatif, on demeure convaincu que la vaccine a fait tout l'office d'une médecine salutaire.

Il peut arriver cependant qu'une indisposition, une maladie même, se manifeste pendant ou après l'effet de la vaccine : mais ici la vaccine n'en est ni la cause ni le véhicule. Cette indisposition, cette maladie rentre dans la classe des affections morbifiques dont elle présente les symptômes, et quels qu'en soient les résultats, on ne peut, dans aucune hypothèse, les attribuer à la vaccine.

Assez ordinairement on ne vaccine que dans les saisons les plus chaudes de l'année. Cependant nous voyons dans les bureaux de charité, vacciner l'hiver et l'été, et la vaccine réussir parfaitement dans la saison froide comme dans la chaleur de la saison brûlante : seulement on doit recommander aux personnes vaccinées de se vêtir, ou de se couvrir plus chaudement. Les enfans doivent rester dans les appartemens tout le temps nécessaire au développement complet de la vaccine, surtout pendant l'hiver.

Si l'on ne vaccinait point dans cette saison, il pourrait se faire qu'on vînt à manquer de vaccin, et cela au moment même où la petite vérole exercerait ses ravages.

Les personnes vaccinées peuvent sans crainte, comme sans danger, vaquer en tout temps à leurs occupations ordinaires. : la nature veille à leur conservation : elle suffit pour protéger son travail sublime, en dépit de l'incrédulité feinte ou supposée des détracteurs aveugles ou intéressés de cette admirable découverte. Six ou huit boutons, un seul bouton même suffit pour préserver de la petite vérole. Ces mêmes incrédules en révoquent en doute l'efficacité, parce que, disent-ils, la petite vérole se manifeste toujours par une multitude de boutons, et que par conséquent elle ne peut être *neutralisée* et moins encore prévenue par l'effet de l'éruption d'un ou même de six boutons de vaccine. Le développement de la maladie et le travail de la vaccine sont pour le médecin un secret que la nature ne lui a pas encore révélé; mais quoiqu'il en ignore l'effet intérieur, il n'en connaît pas moins parfaitement le résultat; il en a vu la marche; il l'a suivie jusqu'à ses derniers progrès; il s'est convaincu que la vaccine a la propriété exclusive de préserver entièrement des cruelles atteintes du virus variolique, sans qu'il en résulte, pour la personne vaccinée, le plus léger accident. Les observations de ses prédécesseurs, celles qu'il a lui-même recueillies, l'expérience des plus anciens de ses contemporains, la sienne propre, forment en lui une conviction indestructible, parce qu'elle repose sur une identité de résultats toujours constante. Il est donc raisonnable d'adopter, comme terme de l'évidence, les effets salutaires de la vaccine, qu'un esprit sain ne peut révoquer en doute, et de renoncer à expliquer, à définir, à analyser les causes de cette opération dont la nature s'est jusqu'à présent réservé la connaissance.

Pour tranquilliser les parens sur le résultat de cette opération, on doit toujours, soit que l'on vaccine de bras à bras, soit que l'on recueille le vaccin sous verre, choisir, pour le puiser, le fluide vaccinal d'un enfant dont la santé soit parfaite. En cela les parens tombent dans une erreur bien pardonnable, puisqu'elle leur est inspirée par leur tendresse paternelle, mais elle n'en est pas moins une erreur. Un médecin raisonnable doit y céder sans discussion, à moins qu'il ne soit forcé de suivre une autre marche, par l'intime conviction qu'il aura qu'en introduisant du vaccin dans la circulation, il n'introduira pas en même temps un de ces virus toujours présens à l'imagination tremblante des parens qui croient le voir en réalité, alors même qu'il n'existe pas en apparence, et qu'ainsi on n'a rien à en redouter.

On le répète : tous les médecins veulent choisir des enfans très-sains sur lesquels ils prennent du vaccin, parce qu'ils pensent, et avec raison, que leur réputation en dépend et l'exige ; mais tous doivent être convaincus qu'en inoculant le vaccin, ils ne propagent aucune maladie particulière, alors même que l'enfant sur lequel ils auraient recueilli ce vaccin, offrirait quelques signes d'affection scrofuleuse, dartreuse ou toute autre quelconque ; ils ne doivent pas moins être assurés que les maladies qui se déclarent chez un individu, ont des causes antérieures à l'inoculation de la vaccine ou qui en sont indépendantes, bien qu'elles soient nées ou développées ultérieurement. Quoique cette vérité ait été attestée par les épreuves les plus hardies, combien de personnes se sont faussement persuadées qu'une affection qui se manifeste immédiatement ou même quelques années après le développement de la vaccine, en est une suite, un effet, une conséquence! C'est l'erreur si connue, et, depuis long-temps, tant de fois réfutée, *post hoc, ergo propter hoc.* Ce préjugé est, je l'avoue, difficile à détruire : il est la source de mille erreurs dont je me bornerai à citer un exemple.

Une femme apporta son enfant au bureau de vaccination de la rue Saint-Benoît, pour le faire vacciner; mais voyant que l'on prenait sur un enfant boiteux le vaccin qui devait servir à cette opération, elle s'y refusa opiniâtrément; aucun raisonnement ne put l'y déterminer. Elle remporta son enfant privé du bienfait qu'elle était venue solliciter pour lui. Le bureau n'avait en ce moment à sa disposition que cet enfant boiteux, qui, d'ailleurs, était fort sain. Il est hors de doute qu'avec des dispositions à l'erreur, cette femme n'eût, par la suite, attribué à la vaccine toutes les maladies ultérieures de son enfant, si elle eût enfin consenti à le laisser vacciner avec le fluide pris sur le bras de l'enfant boiteux. Toutes les indispositions, toutes les maladies auraient été imputées à la vaccine dans l'esprit de cette mère ignorante et prévenue : le fait est absurde , mais il est vrai.

On pourrait en exposer ici de plus singuliers encore qu'on ne craint pas de diriger contre la vaccine ; mais , plein de respect pour toutes les opinions, je les tairai. Le trait que je viens de rapporter suffira sans doute pour faire juger de la valeur des autres, et montrer quelles peuvent être les bornes d'une terreur qui n'a point de fondement réel. La plus grande partie des motifs sur lesquels les parens s'appuient pour rejeter les bienfaits de la vaccine, sont de la même force, et peuvent être du même poids dans la même balance.

On remarque dans plusieurs circonstances que la marche de la vaccine accélère celle de la dentition : cette circonstance devrait engager les parens à saisir ce moment pour livrer leurs enfans à l'inoculation de la vaccine.

Il est souvent des enfans faibles, et dans un état de débilité tel que les parens osent à peine compter sur leur existence : ces enfans viennent-ils à être vaccinés on les voit presque aussitôt reprendre leurs forces et s'embellir d'un embonpoint inespéré : autre circonstance qui doit également engager les parens à faire vacciner ceux de leurs enfans qui se trouvent dans cet état fâcheux, ou dans tout autre état de maladie, à l'exception d'une maladie aiguë, ou de l'hypothèse où l'enfant subirait le traitement d'une opération quelconque.

NOTICE HISTORIQUE DE LA PETITE VÉROLE.

On pense assez généralement que la petite vérole a été introduite en Europe dans le cours du septième siècle. Comment s'y est-elle glissée? C'est ce que l'on ignore, et ce qu'il est peut-être inutile de savoir. Ce qu'il y a de certain, c'est qu'elle prend sa source dans des climats éloignés, qui gémissent encore sous le joug du despotisme et dont la civilisation est très-imparfaite.

La marche de cette maladie, si distincte de celle de plusieurs autres maladies éruptives, est souvent confondue avec celle de ces dernières : elle est inconnue dans plusieurs circonstances. Cette ignorance contribue singulièrement à augmenter les doutes que l'on a, ou que l'on affecte d'avoir sur la vaccine; cela posé, j'ai cru qu'il était nécessaire de donner une description succincte, et frappante par sa simplicité même, des symptômes de cette cruelle maladie. Après cette courte exposition des diverses périodes que parcourt la variole, je parlerai brièvement de l'inoculation, proprement dite, que l'on en a faite. Je terminerai par le tableau de tous les symptômes des éruptions qui peuvent être confondues avec celle de la petite vérole, éruptions qui, aux yeux du vulgaire, fournissent encore à la calomnie de puissantes armes pour combattre la vérité. Mais, en la dépouillant du voile qui la cache, on peut faire connaître avec évidence la fausse route dans laquelle se laissent si facilement entraîner des parens aveugles qui adoptent, avec une confiance irréfléchie, les déclamations de la mauvaise foi contre la vaccine.

Nous naissons *tous* avec une disposition plus ou moins grande à contracter cette funeste variole. Je dis *tous*, parce qu'à tout âge, et dans toutes les circonstances de la vie, elle peut se manifester. Il existe un si petit nombre d'individus qui en soient préservés sans le secours de la vaccine, que je me crois parfaitement dispensé de parler de ces exceptions qui ne sont véritablement que fortuites, et d'élever quelque doute sur l'inexistence de cette disposition chez quelques individus favorisés par les circonstances.

Les éruptions que le vulgaire peut confondre avec celle de la petite vérole sont au nombre de sept.

1° La varicelle, connue sous les noms de petite vérole volante, fausse variole, vérolette ;

2° La rougeole;

3° La scarlatine ;

4° Le zona ;

5° La miliaire ;

6° L'urticaire ;

7° Le pemphigus.

Je dois faire observer ici que la vaccine n'a aucun pouvoir, au moins reconnu jusqu'à présent, sur ces sept espèces d'éruptions, non plus que sur toute autre du même genre.

Prédisposition et causes occasionelles de la petite vérole.

La description que je vais donner de ses symptômes est celle que le professeur Pinel, en a donnée dans sa Nosographie philosophique. Ne pouvant en offrir à mes lecteurs une plus claire et plus vraie, je m'abstiendraï d'ajouter quelques traits au tableau qu'en a fait ce médecin éclairé.

La petite vérole est épidémique et contagieuse; on la voit quelquefois régner sporatiquement, c'est-à-dire dans tous les temps et dans tous les lieux.

Elle règne ordinairement pendant les saisons les plus chaudes de l'année ; on la voit aussi quelquefois exercer ses ravages pendant les hivers humides. Considérée comme maladie contagieuse, elle se communique par le contact immédiat ou par le contact médiat d'un intermédiaire qui la reproduit. Sa contagion s'étend à quelque distance dans l'atmosphère, et suit la direction des vents. Cette contagion se développe surtout à l'époque de la suppuration des boutons, et se conserve jusqu'après leur complète dessiccation.

Une petite vérole dont les symptômes ont été très-graves, peut ne communiquer qu'une petite vérole discrète, *et vice versâ.*

On reconnaît deux espèces de petite vérole. La

première porte le nom de petite vérole discrète ; la seconde celui de petite vérole confluente.

Ces deux espèces sont soumises aux effets de la vaccine.

Symptômes de la petite vérole discrète.

« Horripilation (1), fréquence du pouls, chaleur vive, lassitude, céphalalgie (2), nausées, douleurs à l'épigastre (3), douleurs au dos et aux lombes, sueurs, surtout chez les adultes, assoupissement ou convulsions chez les enfans. »

Marche périodique de la petite vérole discrète.

L'éruption a lieu vers la fin du troisième ou quatrième jour de l'invasion de la maladie. De petits boutons rouges se manifestent autour des lèvres, pl. VII, fig. 1. Ces boutons se propagent bientôt au menton, à la face, aux bras, et de là au reste du corps. Cette éruption se fait ordinairement en vingt-quatre heures. La fièvre disparaît alors pour reparaître à l'époque de la suppuration, c'est-à-dire vers le septième jour, à dater de celui de l'éruption, pl. VII, fig. 1. Les intervalles des pustules rougissent alors et s'élèvent accompagnés d'une douleur aiguë. La sérosité contenue dans les pustules s'épaissit et

(1) Frissons dans tout le corps.

(2) Vives douleurs de la tête.

(3) Partie supérieure du ventre.

prend une teinte jaunâtre, ou plutôt elle se convertit en une sorte de matière purulente, pl. VII, fig. 1, D. ; à ces symptômes se joint un gonflement général de la peau. Ce gonflement est surtout sensible, mais successivement, à la face et aux mains. La suppuration se termine en trois jours et fait place au desséchement des pustules, pl. VII, fig. 1, E. F.

« La fièvre et la tuméfaction de la face cessent, et la maladie se termine au quatorzième ou au seizième jour. Aux pustules succèdent des écailles furfuracées, exhalant une odeur qui leur est particulière, et qui laissent dans la peau des impressions plus ou moins profondes. Pl. II. »

Symptômes de la petite vérole confluente.

Les symptômes préliminaires de la variole discrète annoncent ordinairement aussi la maladie dont je vais parler; mais quoique identiques, ils se prononcent avec une intensité plus vive et plus marquée, ils n'ont point non plus une marche aussi régulière. C'est en cela que ces deux espèces de variole diffèrent au début. Quelquefois il y a dans les symptômes une telle confusion qu'ils semblent vouloir tromper l'attention du médecin. C'est alors qu'il doit redoubler de sagesse et de prudence, et cependant tout paraît lui indiquer d'agir avec célérité.... Le début de cette cruelle maladie est presque toujours le signal des coups qu'elle va porter. Rien ne peut en suspendre la violence; ni les soins prévoyans du médecin, ni les ressources multipliées de son art. Tout son talent se consume en vains efforts pour arrêter les progrès du mal. Il n'est plus temps alors d'appeler au secours du malade le moyen que l'incrédulité a repoussé si obstinément avant l'invasion de l'ennemi; les parens portent la peine de leur obstination. Il leur faudra vivre pendant tout un grand mois dans les plus cruelles alarmes; et souvent, arrivés à ce terme, il leur faudra se séparer de leurs enfans chéris que la mort viendra leur ravir, après le supplice prolongé de cette horrible maladie. Mais qu'ils n'en accusent qu'eux seuls; la mort est moins cruelle que leur coupable insouciance; elle préserve au moins leur postérité d'une existence malheureuse, souvent livrée au dégoût des infirmités dont la vaccine au contraire les aurait mis à l'abri pour toujours.

Aux symptômes que j'ai déjà indiqués, on doit ajouter les suivans : vomissemens, diarrhée chez les enfans, et ptyalisme (1) chez les adultes; vives douleurs dans les lombes, fièvre très-forte, céphalalgie très-aiguë, anxiétés (2); « les pustules, au moment de l'éruption, sont beaucoup plus nombreuses et plus rapprochées. »

(1) Salivation abondante.

(2) Suffocation.

Ces pustules sont très-peu élevées au-dessus de la peau ; elles sont ordinairement d'un très-petit volume ; elles semblent toutes se confondre et ne former ensemble qu'une vésicule rouge qui couvre tout le visage et tout le corps. Il se forme une espèce de pellicule blanche plus ou moins rude au toucher ; le malade éprouve un sentiment de distention et de douleur général ; enfin, quelquefois au quinzième jour, mais le plus souvent au vingt-cinquième, cette pellicule se détache par lambeaux et laisse apercevoir l'empreinte des cicatrices qui ont envahi le teint le plus frais, et ont métamorphosé les traits les plus délicats en des traits grossiers, apanage dorénavant inséparable de la difformité.

Dans certains cas extrêmes, dit le docteur Pinel, si des crises favorables n'ont pas étouffé, pour ainsi dire, les premiers symptômes, « on »voit alors survenir une grande difficulté de res»pirer, un son de voix rauque, un état de stupeur, »le coma (1), les convulsions, ou d'autres affec»tions du plus funeste présage. »

Il termine en disant « qu'on doit placer au »rang des symptômes qui peuvent se réunir à »ceux de la petite vérole confluente, la péri»pneumonie (2), la pleurésie (3), l'ophthalmie (4),

(1) Assoupissement profond.

(2) Inflammation des poumons.

(3) Inflammation des membranes qui revêtent les poumons.

(4) Inflammation des yeux.

»et souvent la complication de ces exanthèmes (1), »avec la fièvre adynamique (2), la prostration (3) »des forces, des hémorragies, l'angine suffo»cante, des points gangréneux, soit à la face, »soit dans d'autres parties du corps. »

Description de la variole confluente.

Il n'arrive que trop souvent que cette maladie se termine par la mort, mais lorsqu'elle a vu disparaître tous les symptômes, lorsqu'elle a résisté à tous les accidens qui se sont succédés dans sa marche irrégulière, elle laisse inévitablement après elle des traces affligeantes et ineffaçables. Le tableau suivant du cruel résultat de cette maladie est du docteur Pinel : je me fais un devoir de le transcrire ici littéralement; un simple extrait n'en offrirait pas toute l'effrayante vérité.

Accidens qui suivent presque toujours la petite vérole confluente (4).

« Ce n'est pas sans raison que, vers le milieu » du siècle dernier, on a surtout insisté sur les avan» tages de l'inoculation de la petite vérole, en met» tant en opposition le tableau effrayant des ac» cidens nombreux et des symptômes graves qui

(1) Eruptions.

(2) Fièvre putride.

(3) Grande diminution dans les forces.

(4) Pinel, Nosographie, tome II, page 27.

» accompagnent trop souvent la variole dans » ses diverses périodes. »

Durant l'incubation (1) *ou l'invasion.*

« Un sommeil agité, des efforts répétés de vomissement, une céphalalgie violente, le délire, des douleurs intenses dans les lombes, des simulacres vagues de goutte, de colique, de néphrétique, de mouvemens convulsifs; la prostration des forces. »

Durant l'éruption.

« Une urine mêlée de sang, l'hémoptisie (2), l'épistaxis(3), des pétéchies (4), la gangrène, des inflammations internes, des catarrhes suffocans, des soubresauts des tendons, un état apoplectique ».

Durant la suppuration.

« Une fièvre très-vive, des pustules séreuses, livides et noirâtres, avec écoulement d'une matière sanieuse (5); des mouvemens convulsifs, la péripneumonie, le croup (6), des aphtes, des syncopes, la prostration des forces, une odeur des

(1) Signes avant-coureurs d'une maladie.

(2) Crachement d'un sang très-rouge et écumeux.

(3) Ecoulement du sang par le nez.

(4) Taches pourprées gangréneuses sur la peau.

(5) Matière corrompue.

(6) Vive et subite inflammation de la gorge chez les enfans.

plus fétides, quelquefois la tension et une sorte de météorisme de l'abdomen, une dysurie (1), une éruption de taches noirâtres, diverses hémorragies, un ptyalisme (2) des plus copieux, une affection comateuse (3). »

Durant la desquamation (4).

« Quelquefois une céphalalgie (5) vive, des veilles opiniâtres, le délire, qui se termine quelquefois par une attaque d'apoplexie ; d'autres fois un érysipèle à la jambe ou au pied, avec tendance à la gangrène : il succède aussi quelquefois à cette période une sorte de fièvre lente, avec formation successive de diverses tumeurs phlegmoneuses (6) aux bras, aux articulations, aux mains, aux pieds; ce qui entraîne des ulcères rongeurs, fistuleux, quelquefois avec carie des os, un état de dépérissement et de consomption, d'amaigrissement; de la phthisie ; on éprouve des vices de l'organe de la vue ; la cécité (7), des ophthalmies incurables ou des cicatrices au visage, propres à défigurer les traits les plus réguliers. »

(1) Difficulté d'uriner.

(2) *Voyez* la note de la page 42.

(3) *Voyez* la note de la page 45.

(4) Chute des croûtes varioliques.

(5) *Voyez* la note de la page 40.

(6) Vive inflammation accompagnée de douleur qui se manifeste sur une partie du corps.

(7) Perte absolue de la vue.

Tels sont les accidens nombreux auxquels on expose ses enfans, lorsqu'on néglige ou dédaigne de les faire vacciner. Que de reproches n'a-t-on pas à se faire, à la vue d'un enfant que l'on a, pour ainsi dire, plongé, de gaieté de cœur, dans cet état déplorable. On se dit, l'ame navrée, Voilà mon ouvrage. Il est temps que des parens incrédules, ou même simplement irrésolus, ouvrent les yeux sur un tableau si frappant de la vérité exposée dans tout son jour. Pour peu qu'ils comparent la marche de la variole avec celle de la vaccine, ils ne tarderont pas à reconnaître les avantages de l'une et les malheurs auxquels l'autre les conduit sans retour. Les résultats de la vaccine sont certains et ne peuvent jamais tromper l'attente, ils ne peuvent nuire. Ceux de la petite vérole, après une guérison même inespérée et rare, sont encore redoutables, et font souvent le malheur et le dégoût d'une longue vie.

De l'inoculation de la variole.

L'époque précise de l'origine de l'inoculation de la petite vérole est incertaine.

En Turquie, elle fut pratiquée, pour la première fois, l'an 1673.

En Angleterre, en 1721.

En France, en 1754.

Mais sans vouloir minutieusement en indiquer

les progrès successifs, je parlerai seulement de l'usage qu'on en fit dans le dernier siècle.

On pratiquait l'inoculation de la petite vérole en choisissant sur une personne atteinte d'une petite vérole discrète, des boutons très-bénins. Ce choix fait, on traversait à plusieurs reprises ces boutons avec une petite mèche de coton, ou de fil, ou de soie, pl. III, fig. 7, qui s'imprégnait du virus qu'ils renfermaient. On conservait ou l'on employait de suite ce fil, en faisant sur un point du corps de la personne soumise à l'opération, une petite incision à l'épiderme, pl. III, fig. 9, dans laquelle on introduisait deux ou trois lignes en longueur de ce fil, pl. III, fig. 8. On recouvrait cette petite plaie avec une compresse ou avec de la charpie; on la laissait dans cet état jusqu'à ce que l'éruption variolique se manifestât sur les diverses parties du corps.

L'inoculation procurait, disait-on, la petite vérole discrète; mais loin de détruire cette cruelle maladie, on la propageait au contraire. On créait une *éruption* contagieuse dont la cure éxigeait les soins les plus attentifs. Tout l'art, tout le talent du médecin était souvent impuissans pour écarter les tristes résultats d'une petite vérole que l'on avait imprudemment provoquée. La pratique en était cependant devenue générale, par l'espoir qu'on avait d'y trouver une petite vérole discrète comme préservatif de la petite vérole confluente. De zélés partisans en ont maintenu le règne pendant de longues années.

Divers autres procédés d'inoculation ont été pratiqués. Il serait inutile d'en donner la nomenclature. Aucun de ces moyens n'atteignait le but de préserver de la petite vérole. Ils faisaient illusion, mais réellement les résultats en étaient désavantageux. Cependant il existe encore des médecins qui voient avec peine l'abandon de ce mode d'inoculation vicieux et perfide. Combien de fois n'a-t-il pas trompé dans leur attente et les parens et le médecin lui-même! L'inoculation produisait à la vérité son effet; mais quel effet? Il présentait tous les ravages de la petite vérole spontanée : résultat tout naturel, puisqu'il dérivait du virus emprunté à la maladie même qu'on s'était proposé d'éviter. Combien sont éloignés de ces résultats dangereux les effets salutaires de la vaccine qui étouffent avec une force invincible les miasmes délétères du virus variolique!

La vaccine devait enfin triompher de l'inoculation. Ses succès ne lui ont coûté aucun effort. La nullité des prétendus avantages de l'inoculation était trop sensible pour ne pas disparaître devant la réalité de ceux que faisait éclater la vaccine. Forte de sa seule présence, elle devait marcher d'un pas ferme et décidé, la vérité la guidait. Bientôt elle suivit le chemin que lui avaient frayé des hommes aussi éclairés que philanthropes. Depuis vingt-cinq ans, et peut être depuis des siècles, car on en ignore la véritable origine en Angleterre, elle marche avec la même assurance. Les obstacles qu'on lui oppose seraient bientôt dissipés, si le petit nombre de personnes aveuglées par une fausse routine, portaient un moment leurs regards sur le tableau des résultats si nombreux et toujours certains de cette heureuse découverte.

VARICELLE OU PETITE VÉROLE VOLANTE.

Pl. VII, fig. 2.

Symptômes et marche de cette maladie.

La varicelle ne présente aucun des signes précurseurs de la petite vérole. Un accès de fièvre dont la durée est de vingt-quatre à trente heures, le plus souvent à peine sensible ; un léger mal de tête ; quelques douleurs également légères dans les membres, tels en sont les premiers symptômes. Dans la varicelle, l'éruption se manifeste presque aussitôt que les premiers signes de la maladie. Les boutons ou pustules en sont d'abord rouges, ensuite pâles et s'arrondissent dans l'espace de vingt-quatre heures. Ils s'affaissent, se flétrissent, se dessèchent, et peu de jours après ils disparaissent ; quelquefois de nouveaux boutons succèdent aux premiers. Tout le travail de la nature se fait le plus ordinairement sans fièvre, en huit ou dix jours.

Telle est la marche de la petite vérole volante.

LA ROUGEOLE. Pl. VII, fig. 3.

Symptômes et marche de cette maladie.

Cette éruption se manifeste par des frissons auxquels succède une fièvre assez vive : le malade est triste, sa langue est blanchâtre, il est affecté d'un coryza (1) de céphalalgie : les paupières sont gonflées, mal de gorge, toux, voix plus forte que dans l'état naturel. Vers le quatrième ou cinquième jour, des pustules se manifestent sur tout le corps par de petites taches rouges, qui s'élèvent ordinairement, mais assez peu, au-dessus de la peau. Pl. VII, fig. 3. Quelquefois, dit le docteur Pinel, ces taches rouges s'élèvent en forme de petits boutons, et finissent par des aspérités plus sensibles au toucher qu'à la vue, la desquamation a lieu le huitième ou le neuvième jour; aucune marque, autre que la rougeur vive de la peau, ne reste après la guérison de cette maladie; mais le grand air en a bientôt effacé l'empreinte éphémère.

LA SCARLATINE. Pl. VII, fig. 4.

Symptômes et marche de cette maladie.

Ainsi que dans la rougeole, une alternative de

(1) Catarrhe de la membrane qui tapisse l'intérieur du nez.

froid et de chaud signale la scarlatine. Ces symptômes précurseurs sont presque tous identiques avec ceux qui précèdent les éruptions qui, comme dans cette maladie, se rapprochent le plus de la variole.

L'éruption de la scarlatine se manifeste par de petites taches de formes assez irrégulières, d'une couleur rouge écarlate, d'abord éloignées les unes des autres, mais se rapprochant bientôt, et donnant à la peau une couleur de lie de vin ou de framboise. Elle paraît d'abord au visage, au col, à la poitrine : elle couvre enfin toute la surface du corps. Le sixième jour, les boutons blanchissent et disparaissent dans l'ordre de leur apparition. Le huitième ou le neuvième jour, la desquamation termine la maladie.

LE ZONA. Pl. VIII, fig. 1.

Symptômes et marche de cette éruption.

Le zona s'annonce par un caractère qui lui est propre. Il ne se manifeste que sur quelques parties du corps, soit sur la poitrine, soit sur le dos, soit sur l'une des trois régions de l'abdomen. L'éruption forme toujours un demi-cercle sur la partie qu'elle affecte.

Cette éruption est accompagnée de vésicules ou petites pustules protubérantes très-rapprochées les unes des autres, d'un rouge tantôt plus, tantôt moins foncé ; elles sont de formes très-irrégulières ; il s'y joint un peu de fièvre. Quelques-unes de ces pustules sèchent peu après leur apparition, et sont remplacées par d'autres. Le malade éprouve une vive démangeaison.

La durée de cette maladie est de vingt-quatre à trente jours.

LA MILIAIRE. Pl. VIII, fig. 2.

Symptômes et marche de cette éruption.

Cette maladie est plutôt regardée comme symptomatique que comme primitive. Je me bornerai à indiquer, comme signe de son éruption, la circonstance particulière qu'elle accompagne presque toujours, soit une fièvre inflammatoire, soit une fièvre putride, etc.

Cette éruption se déclare par une multitude de petits boutons rouges, isolés ou réunis, très-peu saillans au-dessus du niveau de la peau. Le deuxième jour, une petite vésicule couronne chaque bouton : elle est de couleur jaunâtre, puis blanche et transparente. Ces globules se rompent le troisième ou le quatrième jour de leur apparition ; ils sont remplacés par de petites croûtes qui tombent en écailles. La durée de cette éruption est de peu de jours.

L'URTICAIRE. Pl. VIII, fig. 3.

Symptômes et marche de cette maladie.

On distingue plusieurs variétés de cette éruption. 1° La porcelaine ; 2° la fièvre ortiée. Ces diverses éruptions se manifestent par des tubercules aplatis, durs, d'une couleur pâle, et présentent diverses formes. La chaleur du lit contribue à les faire paraître tantôt sur un point, tantôt sur un autre : ils excitent une grande démangeaison ; leur durée est de quelques heures. Ils disparaissent subitement, et reviennent inopinément. Les pustules qui leur succèdent ressemblent beaucoup à celles de l'éruption passagère que produit le contact ou la verbération des orties.

LE PEMPHIGUS. Pl. VIII, fig. 4.

Symptômes et marche de cette maladie.

Le pemphigus, par la configuration de ses boutons, a été souvent confondu, même par des médecins, avec la petite vérole.

Les caractères que l'on assigne à cette maladie sont des vésicules arrondies, transparentes, incolores ou jaunâtres, assez ordinairement de la grosseur d'un bouton de variole, quelquefois aussi d'une grosseur plus considérable, ayant leur base rouge ou de la couleur même de la peau, avec prurit (1). Ces boutons sont plus ou moins nombreux ; rapprochés ou éloignés les uns des autres, ils occupent indistinctement toutes les parties du système cutané (2). Cette maladie se termine par résolution, ou par la rupture de la pellicule, l'issue du liquide et la dessiccation de l'épiderme. Il se forme souvent une tache rouge ou noire sur le lieu de la dessiccation. Sa durée est de vingt à vingt-deux jours.

Telle est la description très-succincte des diverses maladies éruptives qui peuvent, dans certaines circonstances, avoir quelque rapport avec la petite vérole ; qui peuvent la précéder ou la suivre, mais sans jamais présenter les effrayans symptômes caractéristiques de cette désastreuse maladie.

J'ai fait connaître les ravages que la petite vérole fit l'année dernière à l'époque de l'hiver ; après les avoir signalés aussi positivement, verra-t-on des parens assez aveugles pour se laisser surprendre cette année par cette cruelle maladie. J'ai retracé, sous plusieurs points de vue, les avantages incontestables que présente la propagation universelle de la vaccine : j'ai démontré combien on s'abuse d'admettre cette foule d'objections insignifiantes que l'ignorance ou la mau-

(1) Démangeaison très-vive.

(2) La peau.

vaise foi opposent aux effets de cette découverte, et qui en dénaturent l'histoire ; j'ai donné l'origine de cet antidote, et tracé les divers modes de l'inoculer, de le recueillir et de le conserver. J'ai comparé les résultats de la vaccine avec ceux de l'inoculation de la petite vérole, et démontré l'insuffisance de cette dernière opération, et l'immense supériorité de la vaccine. J'ai donné un tableau comparatif des différentes maladies éruptives qui peuvent être confondues par le vulgaire avec la petite vérole ; maladies dont les formes extérieures et apparentes ont fourni des armes à l'erreur et à la calomnie ; j'aurais encore à remplir un grand nombre de pages, si mon but n'avait été de me borner à donner au public un tableau dans lequel je dusse placer les vérités les plus capables d'être entendues par le cœur, et comprises par les yeux et l'intelligence des parens. Je remets à un autre temps le soin de traiter de la vaccine avec toute l'étendue que mérite ce sujet important ; je contracte par là d'avance l'obligation de ne présenter comme nouveaux faits que ceux que l'observation seule aura fournis.

FIN.

DE L'IMPRIMERIE DE L.-T. CELLOT.

TABLE DES MATIÈRES.

PLANCHES.

EXPLICATION DES PLANCHES.

Dans le but de mettre cet ouvrage, ou plutôt ce Manuel, à la portée de tout le monde, j'ai cherché à en rendre le prix très-modique, relativement au grand nombre de planches qu'exigeait le complément de ce travail. Il m'a fallu, pour cet effet, renoncer à mon premier plan, qui était d'offrir les dessins coloriés d'après nature, surtout pour les boutons des diverses éruptions. Cependant, avec la courte explication que je vais donner, j'espère obvier à cette absence des couleurs : il est très-indifférent, pour la planche III, que les objets qui la composent soient coloriés, la forme exacte de chaque pièce en fait tout le mérite. Je me suis particulièrement efforcé de la rendre telle.

Planche IV, les quatre premières figures représentent assez bien la teinte d'un petit caillot de sang desséché. Dans les deux dernières figures, ainsi que dans toutes celles de la planche V, l'aréole noire qui cerne le bouton blanc remplace l'aréole plus ou moins rouge qui se maniféste sur le bras piqué. Il en est de même pour la vaccine altérée et pour toutes les figures des deux dernières planches. Tout ce qui est pointillé noir représente la rougeur de l'inflammation, le blanc qui se trouve au centre de ce pointillé, la couleur de la sérosité renfermée dans les boutons, enfin les points absolument noirs, les croûtes ou desquamations de ces diverses éruptions.

Vaccine

Instrumens dont on se sert pour conserver et inoculer le vaccin Pl. III

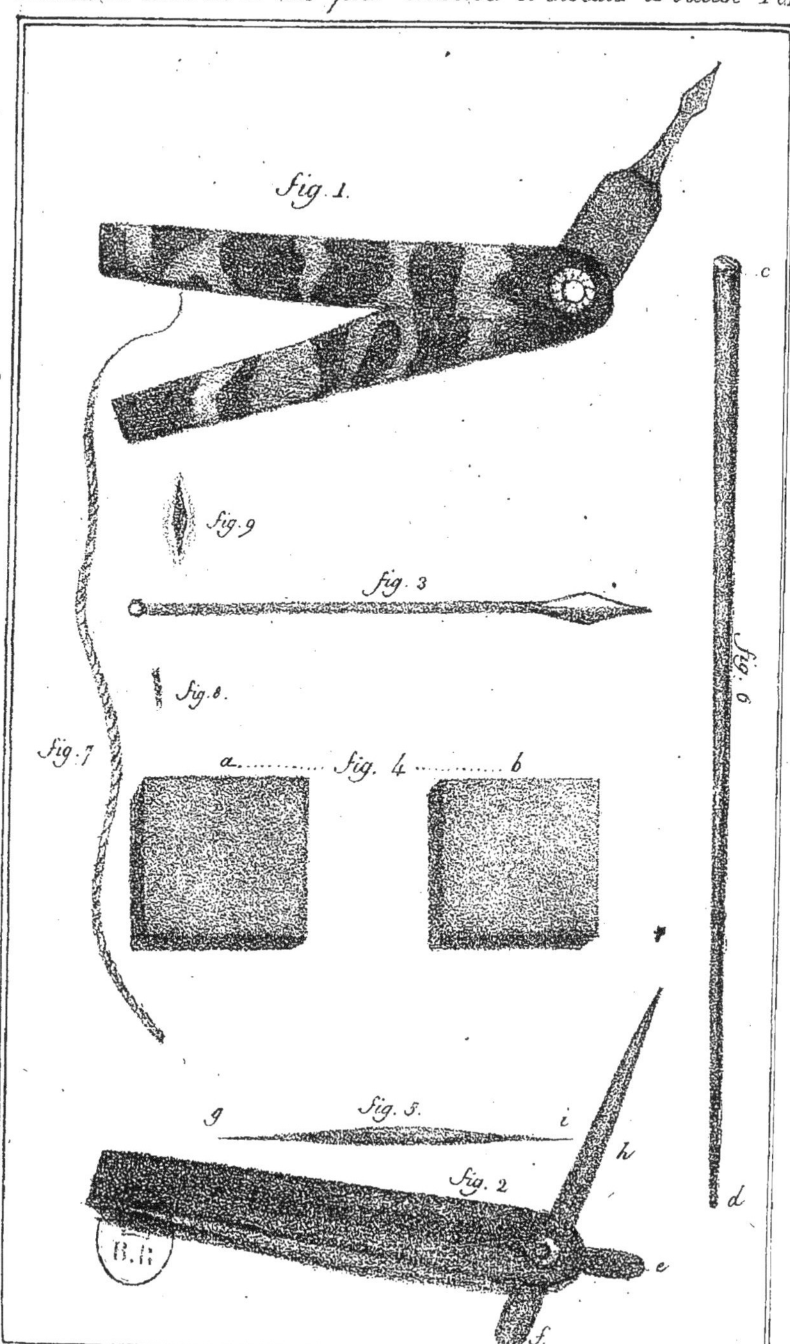

Lith. de Langlumé

EXPLICATION DE LA TROISIEME PLANCHE.

Ces divers objets sont représentés de grandeur naturelle.

Fig. 1re. Lancette dont se sert habituellement, pour vacciner, M. Husson, secrétaire du comité central de vaccine.

2e. Lancette à deux lames en forme d'aiguille, ayant dans leur centre une cannelure longitudinale. F. Une des lames. E. La seconde lame enfermée dans sa gaîne. H. Cannelure dans laquelle coule et de laquelle découle le vaccin, soit que l'on ouvre le bouton vaccinal, soit que l'on pique le bras.

3e. Aiguille en forme de lance, dont plusieurs médecins se servent pour vacciner. *Voyez* la page 17.

4e. Deux morceaux de verre sur lesquels on recueille le vaccin pour le conserver. *Voyez* la page 18.

5e. Tube en verre blanc dans lequel on introduit le vaccin pour le conserver. *Voyez* la page 19.

6e. Long tube cylindrique en verre qui peut aussi bien servir à aspirer le vaccin dans le tube fig. 5, qu'à l'en faire sortir par l'expiration, en adaptant l'une des extrémités du tube fig. 5 à l'extrémité du tube fig. 6. On reçoit ordinairement le vaccin contenu dans le tube fig. 5 sur une lame de verre, de dessus laquelle on le prend avec la lancette pour l'inoculer ; mais je préfère de l'expirer de suite sur la pointe de la lancette, selon que je fais des piqûres. Par ce moyen, je préserve le vaccin du contact immédiat de l'air, et j'évite d'émousser l'instrument. La finesse de la pointe du tube fig. 5, facilite très-bien cette méthode de recueillir le vaccin qu'il renferme.

7e. Cordonnet, en coton ou en fil, enduit de vaccin.

8e. Morceau de ce même cordonnet que l'on introduit dans une petite plaie représentée fig. 9.

Nota. On employait ce procédé pour inoculer la petite vérole.

Vaccine

Développement des boutons de la vaccine

Pl. IV

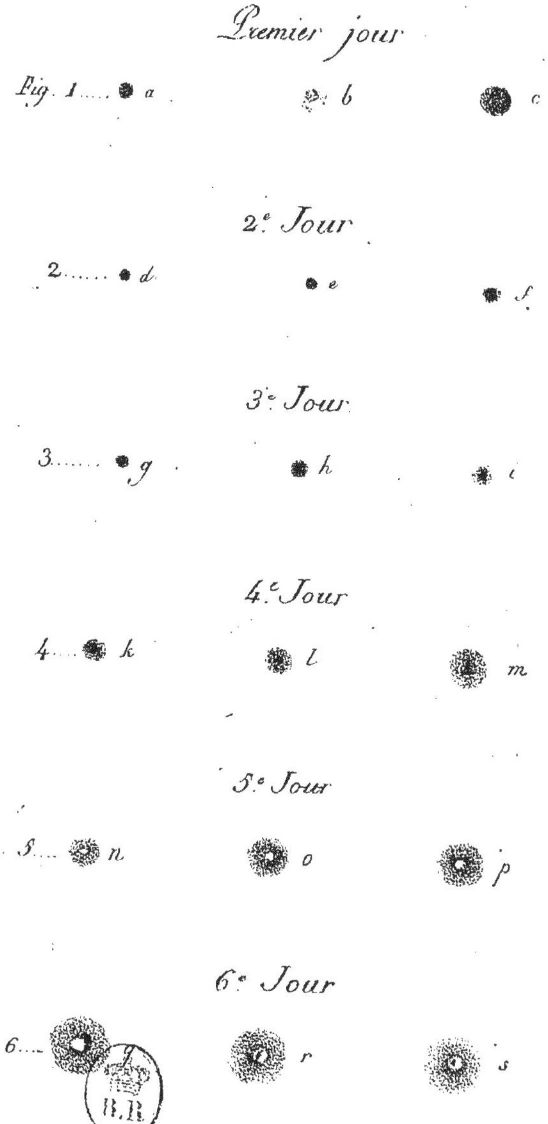

Premier jour

Fig. 1 ..... a b c

2.e Jour

2 ...... d e f

3.e Jour

3 ...... g h i

4.e Jour

4 .... k l m

5.e Jour

5 .... n o p

6.e Jour

6 .... q r s

Lith. de Langlum

EXPLICATION DE LA QUATRIÈME PLANCHE.

Ces boutons sont de grandeur naturelle.

FIG. 1re. A. Piqûre faite par l'instrument. Quelquefois après la piqûre il survient un petit gonflement, B, que quelques médecins regardent comme un signe certain du succès de la vaccine; erreur à laquelle il ne faut point s'arrêter. On doit comparer ce gonflement à celui que produit la piqûre d'une ortie, et y voir la même cause, l'irritation de la peau. C. Petite goutte de sang qui se forme après la piqûre.

2e. D. E. F. Petits points noirs formés par la goutte de sang qui se dessèche. Ils sont, chez différens sujets, plus ou moins apparens.

3e. G. H. I. Les mêmes points noirs, autour desquels on aperçoit presque toujours, à l'aide de la loupe, un commencement d'inflammation.

4e. Boutons présentant le premier degré de l'inflammation visible à l'œil nu.

5e. Développement de l'inflammation beaucoup plus apparent que le jour précédent.

6e. L'inflammation augmente pendant ces trois derniers jours, et même jusqu'au-delà du huitième jour; l'étendue en varie beaucoup chez les sujets vaccinés, en même temps et avec le même vaccin. Ces différences tiennent à l'irritabilité plus ou moins grande des individus, et non à la bonne ou à la mauvaise qualité du vaccin.

Vaccine.

Développement des boutons de la vaccine. Pl. V

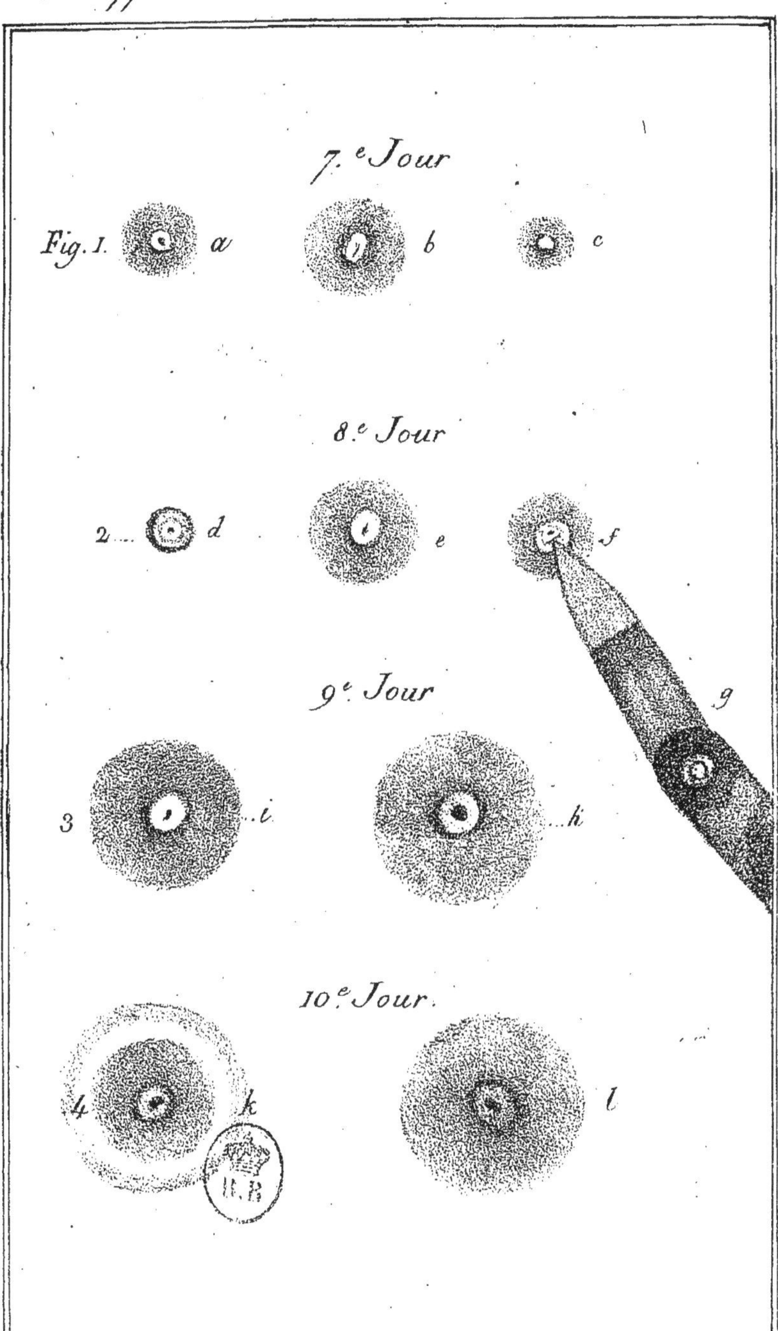

Lith. de Langlumé

EXPLICATION DE LA CINQUIÈME PLANCHE.

Les boutons et la lancette sont de grandeur naturelle.

FIG. 1re. Ces boutons présentent une aréole plus ou moins étendue. La forme ronde du bouton n'est pas constante, j'en ai plusieurs fois observé d'une forme ovale. *Voyez* fig. 1, B.

2e. Le bouton D, sans aréole, se voit souvent. Il est représenté dans son plein développement de maturité, ainsi que les boutons E, F. Les uns et les autres sont très-propres à se reproduire. G, lancette ordinaire dont je me sers toujours pour vacciner. Elle est représentée au moment où l'on ouvre le bouton. La piqûre ne peut occasioner aucune douleur, pas même la plus légère sensation, parce que la peau qui forme le cercle blanc que l'on ouvre est entièrement privée de sensibilité. Ici je ferai remarquer, soit que l'on inocule le fluide vaccinal, soit qu'on le recueille avec l'instrument, que, dans l'un ou l'autre de ces deux cas, l'opérateur doit avoir le soin de maintenir avec force, dans sa main gauche, le bras qu'il va piquer: par cette précaution, il prévient les mouvemens volontaires ou involontaires de cette extrémité. L'opérateur doit aussi tendre la peau à l'endroit où il fait la piqûre; autrement l'instrument, quelle qu'en soit la trempe, ne peut entrer dans la peau sans un effort nuisible au développement de la vaccine, en ce que la piqûre se trouve toujours, dans ce cas, beaucoup plus étendue qu'on ne le voudrait, et que le sang qui en sort avec plus de promptitude que par une petite ouverture, peut entraîner le fluide vaccinal, et laisser l'opération sans succès.

3e et 4e. L'inflammation de ces deux derniers jours est quelquefois plus prononcée que celle des jours précédens, et souvent une seconde aréole se forme autour de celle qui tient au bouton, fig. 4, K. Cette seconde aréole paraît quelquefois le huitième ou le neuvième jour. Je l'ai vue ne se manifester que le dixième jour, et se maintenir jusqu'au douzième, treizième et même quatorzième jour. Le cercle blanc commence à jaunir.

Vaccine

Terminaison de la vaccine Pl VI

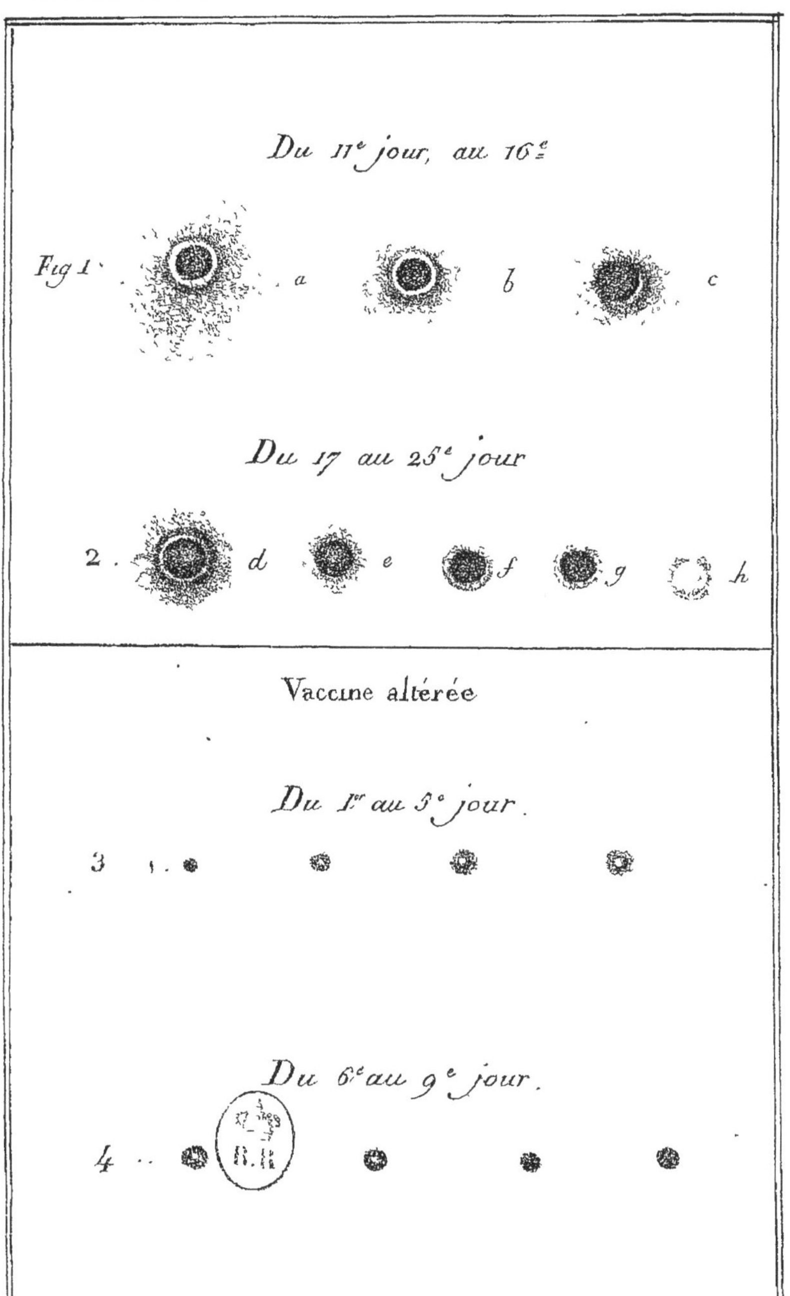

Lith. de Langlumé

EXPLICATION DE LA SIXIÈME PLANCHE.

Les boutons et les croûtes sont de grandeur naturelle.

FIG. 1re. Ces trois boutons, A, B, C, représentent la dernière période de l'inflammation. Le bouton devient d'un jaune gris.

2. L'inflammation a entièrement disparu : mais il reste quelquefois à la peau une petite teinte grisâtre mêlée d'un peu de rose. Tels sont les boutons D, E. Les croûtes F G, plus ou moins foncées, tiennent à la peau par un petit liséré blanchâtre qui, venant à s'en détacher, laisse voir après lui une petite empreinte, H, qui reste toujours plus blanche que la peau. Sa forme la rend un signe tellement caractéristique, qu'il est impossible de la confondre avec celle de tout autre bouton.

3e. Cette dernière figure de la vaccine représente les boutons de la vaccine *altérée*. Quelquefois l'inflammation est un peu plus étendue, et les croûtes moins noires; mais rarement le centre du bouton se présente plus développé qu'il ne l'est ici, du troisième au quatrième jour. Le centre de ces boutons présente constamment une forme pyramidale.

Petite-vérole

fig. 1. a b c d e f

Petite-vérole volante

2 g h i j

Rougeole

3 k l m

Scarlatine

4 n

Lith. de Langlumé

EXPLICATION DE LA SEPTIÈME PLANCHE.

Ces diverses éruptions sont de grandeur naturelle.

FIG. 1re. Boutons de petite vérole, A. Première apparition, B. Augmentation de la rougeur, C. Commencement de la formation du virus, D. Le bouton dans toute son étendue, E. Plusieurs croûtes de boutons collées les unes sur les autres, F. Croûte d'un bouton isolé; quelquefois le bouton, D, fig. 1, présente une aréole beaucoup plus grande.

2e. Marche de la petite vérole volante; rarement l'aréole de ce bouton est plus étendue qu'on ne la voit ici, I. G. premier jour; H. deuxième jour; quatrième ou cinquième jour, la desquamation.

3e. K, Première apparition de la rougeole. L, La rougeole dans toute son intensité. M, Petite desquamation de la peau. Les boutons sont plus ou moins rapprochés les uns des autres.

4e. Plaques plus ou moins rouges; elles ne sont pas toujours aussi près les unes des autres, ni placées aussi régulièrement.

Zona.

fig. 1 a b c

Miliaire.

d e

2

Utricaire.

f

3 g

Pemphygus.

h

4 i

Lith. de Langlumé

EXPLICATION DE LA HUITIÈME PLANCHE.

Ces éruptions sont de grandeur naturelle.

FIG. 1re. A, plusieurs boutons de zona, pleins d'un liquide puriforme. B, mélange de boutons, les uns contenant de la sérosité, les autres étant en desquamation. La forme de ces boutons est toujours très-irrégulière.

2e. D, apparition de la miliaire. E, sa disparition. Cette éruption a beaucoup de rapport avec la rougeole par la forme de ses boutons.

3e. F, G, tubercules plus ou moins pâles. Quelquefois les boutons de cette éruption sont plus gros et plus ou moins rapprochés les uns des autres.

4e. H, l'éruption représentée dans toute son intensité. I, desquamation d'un jaune noir.

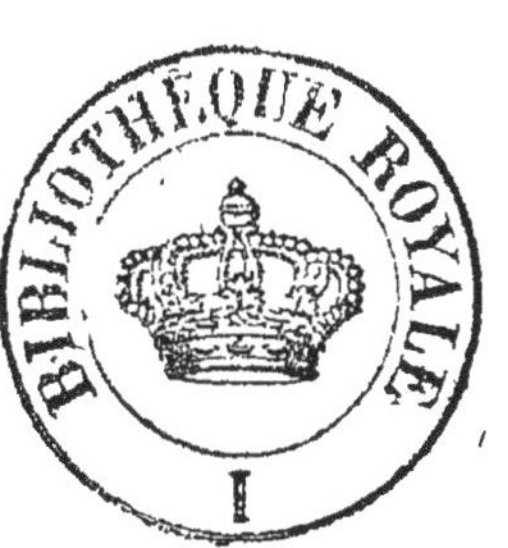

www.ingramcontent.com/pod-product-compliance
Ingram Content Group UK Ltd.
Pitfield, Milton Keynes, MK11 3LW, UK
UKHW012243240726
13966UKWH00004B/1262